食べ過ぎをなおして自然にやせる！

あすけん公式 7日間で 適量が身につく レシピ

道江 美貴子

（あすけん管理栄養士）

KADOKAWA

はじめに

「あすけん」は、累計１１００万人以上が利用する、ダイエットや健康管理のための食事管理アプリです。日々の食事記録、カロリー計算、体重管理、運動記録などがまとめてでき、ＡＩ栄養士の未来《みき》さんからの個別の食事アドバイスを毎日お届けし、日々の食事の改善に役立てていただいています。

多くのユーザーがアプリを利用しながら、ダイエットに成功されています。成功者に共通していえるのは、適度な運動ももちろん必要ですが、食事を大切にしているということ。野菜中心のバランスの取れた食事を「適量」とることによって、無理なく自然にやせることができます。

ただ、「食生活を変えたいけれど、どのような食事メニューをどのくらい食べたらよいかわからない」といったお悩みもよく聞きます。長年の習慣や好みが反映される日々の食事をガラリと変えるのは、自分一人では難しいものだと思います。

この本では、あすけんの栄養士が１日１５００kcal

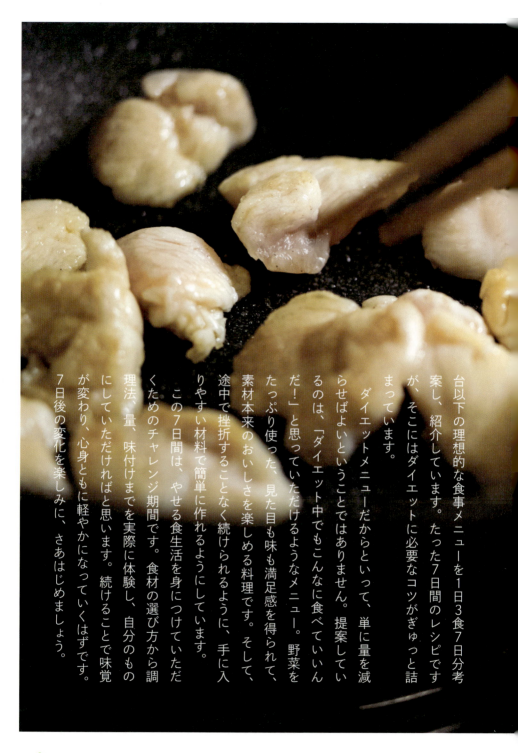

台以下の理想的な食事メニューを1日3食7日分考案し、紹介しています。たった7日間のレシピですが、そこにはダイエットに必要なコツがぎゅっと詰まっています。

ダイエットメニューだからといって、単に量を減らせばよいということではありません。提案しているのは、「ダイエット中でもこんなに食べていいんだ！」と思っていただけるようなメニュー。野菜をたっぷり使った、見た目も味も満足感を得られて、素材本来のおいしさを楽しめる料理です。そして、途中で挫折することなく続けられるように、手に入りやすい材料で簡単に作れるようにしています。

この7日間は、やせる食生活を身につけていただくためのチャレンジ期間です。食材の選び方から調理法、量、味付けまでを実際に体験し、自分のものにしていただければと思います。続けることで味覚が変わり、心身ともに軽やかになっていくはずです。7日後の変化を楽しみに、さあはじめましょう。

目次

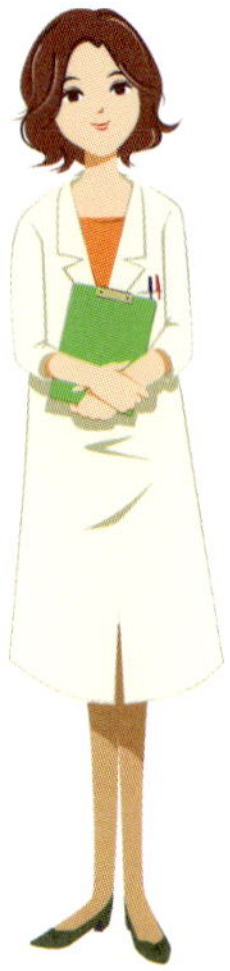

掲載レシピはすべて「バーコードスキャン」機能が使えます

あすけんのアプリを立ち上げ、本書に掲載しているレシピのメニュー名の横にあるバーコードをカメラで読み取るだけで、自動で食事記録ができるようになります。

※2024年11月時点の情報です。
※スマートフォンが対象です（一部機種は対象外）。
※「バーコードスキャン」の利用には、あすけんダイエットアプリのダウンロード（無料）が必要です。
※データ通信料等はお客様のご負担になります。
※システム等のやむを得ない事情により予告なく公開を終了する場合があります。
※本アプリは、株式会社ａｓｋｅｎが管理・運営しています。株式会社ＫＡＤＯＫＡＷＡではお問い合わせ等をお受けしていません。
※あすけんアプリ内の情報は、株式会社ａｓｋｅｎが管理しています。バーコードのスキャン先の情報は今後変更となる可能性があります。

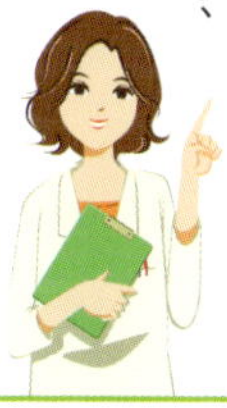

〈この本のルール〉

- 小さじ1は5㎖、大さじ1は15㎖、ひとつまみは親指、人さし指、中指の3本の指でつまんだ量、少々は親指、人さし指の2本の指でつまんだ量です。塩はひとつまみ0.5g、少々0.2gで栄養価計算をしています。
- 塩は精製していない天然のものを使用しています。
- 麺つゆは3倍濃縮のものを使っています。ストレートを使う際は3倍量に、2倍濃縮の場合は1.5倍量に、4倍濃縮の場合は¾量にしてください。
- オリーブオイルはエクストラバージンオリーブオイルを使用しています。サラダ油は好みの植物油で代用可能です。
- 野菜は特に表記していない場合は、皮をむいたり、筋を取ったりしています。
- 加熱調理の火加減は、ガスコンロ使用を基準にしています。ＩＨ調理器などの場合には、調理器具の表示を参考にしてください。
- 副菜を保存する容器は、よく洗って完全に乾かし、清潔なものを使ってください。
- 電子レンジは600Wのものを基準にしています。500Wなら1.2倍、700Wなら0.9倍の時間で加熱してください。
- 持病のある方は医師と相談の上、本書のレシピを活用してください。

レシピ考案：金丸利恵（asken）
企画協力：福井千尋、井上祥子、
多田綾子、岡田万葉（asken）

ブックデザイン：米持洋介
撮影：邑口京一郎
調理：三好弥生、好美絵美
スタイリング：なかざわひろ美
取材・文：小野有美子
イラスト：ムラケン
DTP：茂呂田剛、畑山栄美子
校正：根津桂子、新居智子
編集：中野さなえ（KADOKAWA）

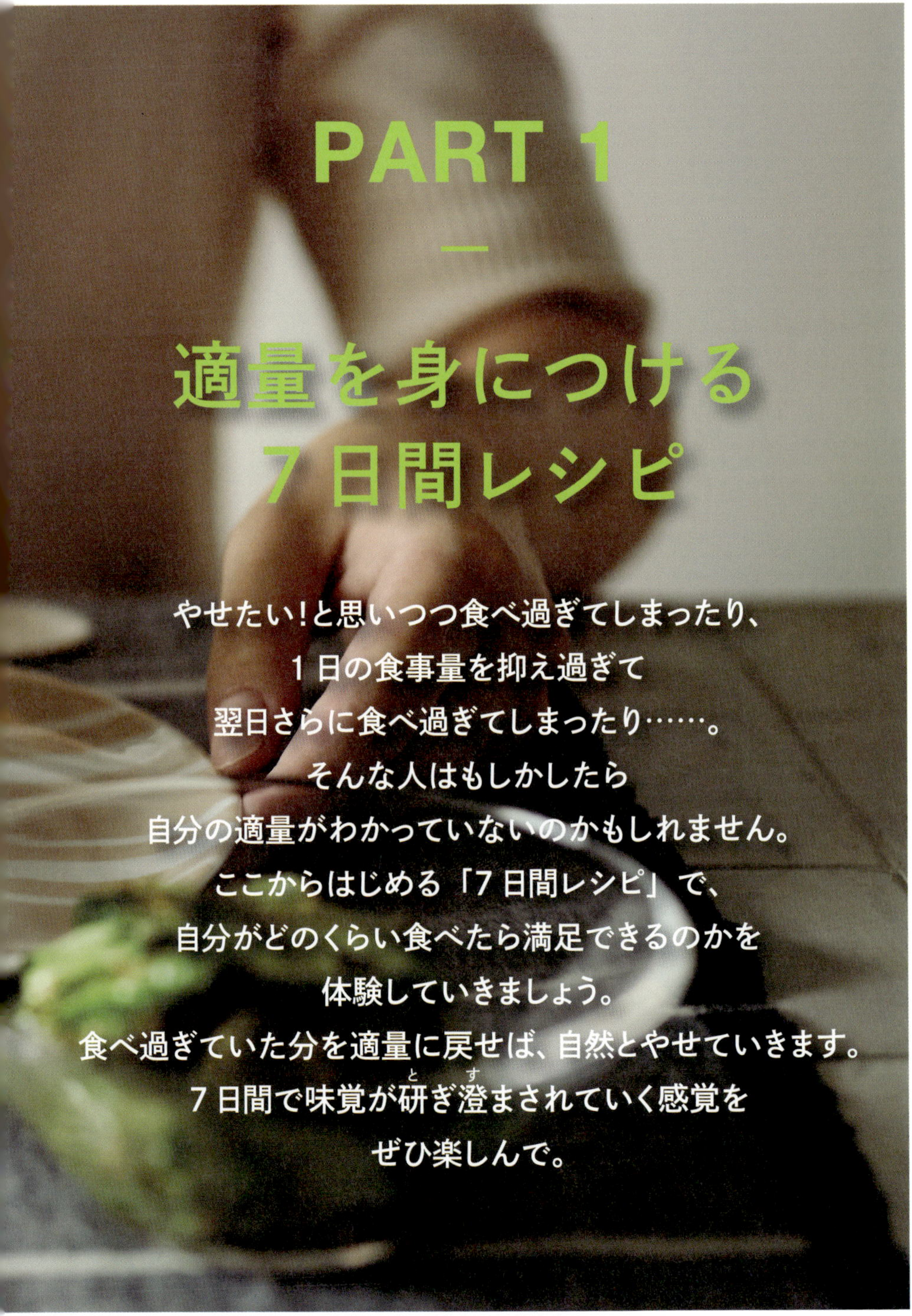

PART 1

適量を身につける 7日間レシピ

やせたい!と思いつつ食べ過ぎてしまったり、
1日の食事量を抑え過ぎて
翌日さらに食べ過ぎてしまったり……。
そんな人はもしかしたら
自分の適量がわかっていないのかもしれません。
ここからはじめる「7日間レシピ」で、
自分がどのくらい食べたら満足できるのかを
体験していきましょう。
食べ過ぎていた分を適量に戻せば、自然とやせていきます。
7日間で味覚が研《と》ぎ澄《す》まされていく感覚を
ぜひ楽しんで。

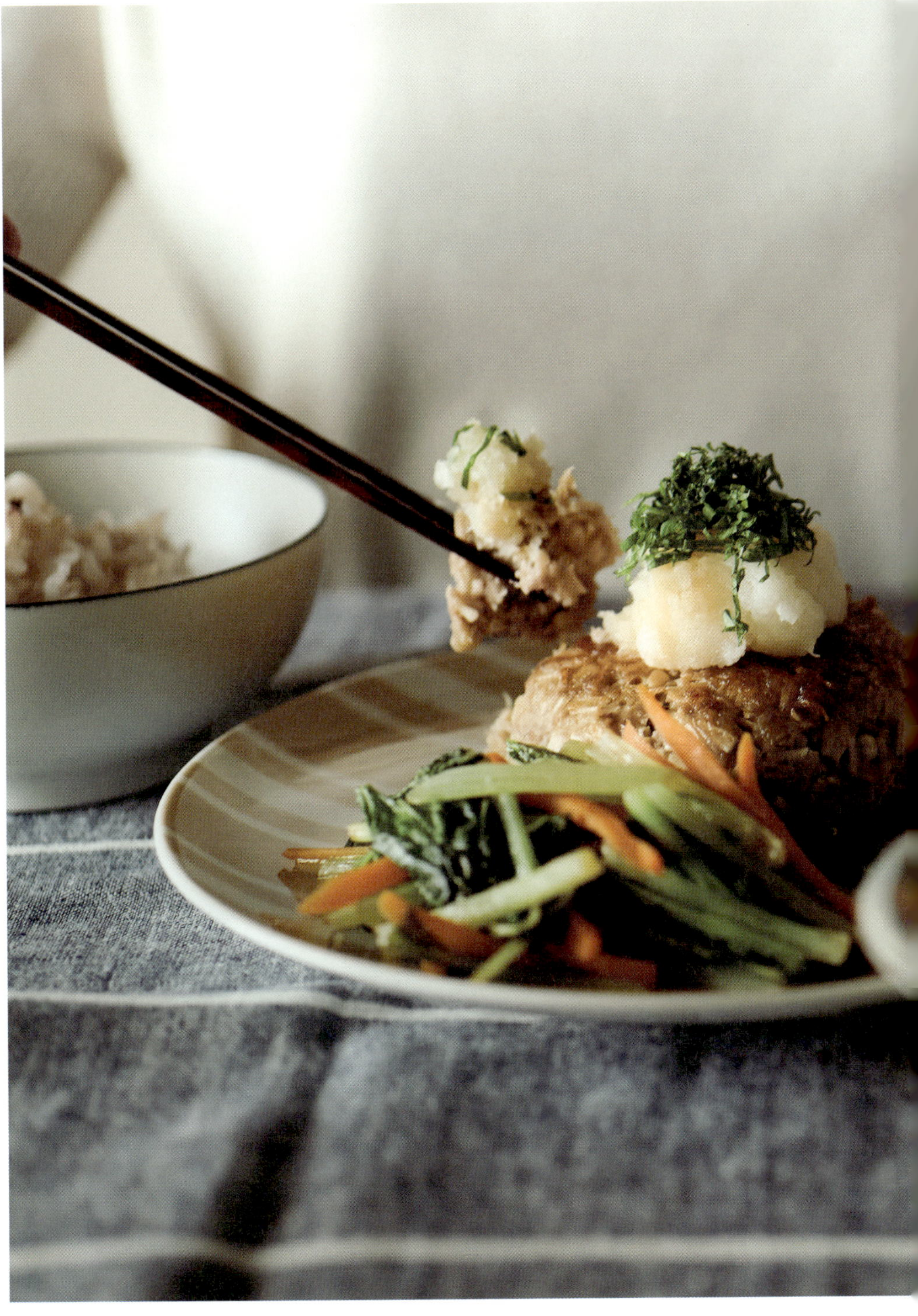

食べても自然にやせられる

「最近太った気がする。そんなに食べていないのに！」

そう感じる方は多いかもしれません。でも、そんなに食べていなければ、そもそも太らないはず。

人間の体のメカニズムとして、

摂取カロリー（食べている量）

消費カロリー（動いて使う量）

の2つがイコールだと体重は変わりませんが、消費より摂取の量が多いと体重が増えていきます。

そして、同じ量を食べても太る人、太らない人がいるということもわかっています。

それは、個人によって代謝に違いがあったり、脂肪を蓄積しやすい体質、いわゆる肥満遺伝子が関連するともいわれていますが、太るのは体質や遺伝子だけで決まるのではなく、環境や生活習慣も大きく影響しています。

やせるためにはエネルギーを摂取した分よりも消費すればいいということになりますが、体脂肪を1kg減らすには、約7000kcalのエネルギーを消費する必要があります。

7000kcalを消費するには、体重70kgの人なら約32時間ウォーキングすることが必要で、食事を調整するほうが現実的です。

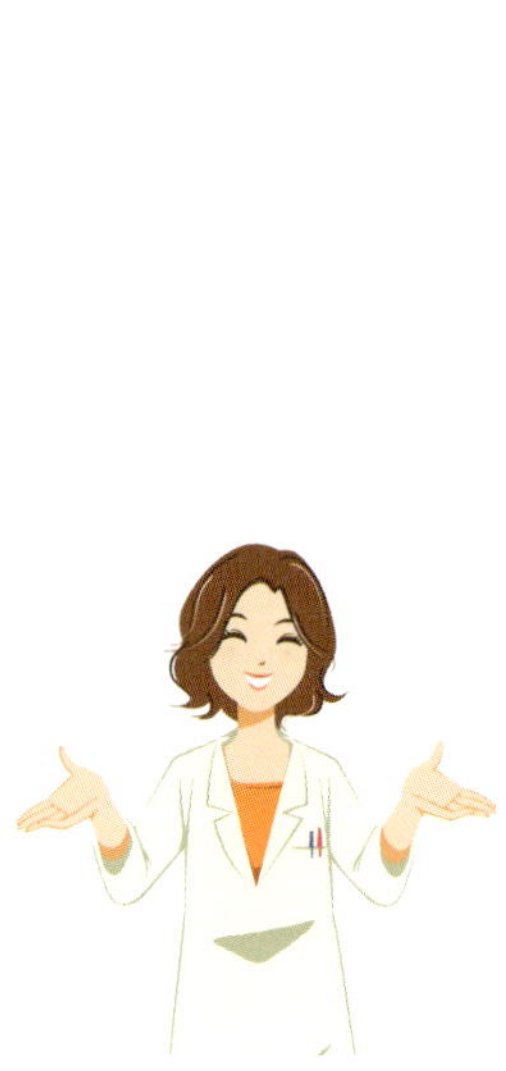

理想のダイエットの減量ペースは１カ月に１～２kg。体脂肪を１カ月に１kg減らすためには、今の摂取エネルギーよりも１日あたり２３０kcal減らせば達成できます。これは６枚切りの食パン1.5枚分に相当します。

この本では１日１５００kcal台で見た目も味もおいしく、野菜たっぷりでボリュームがあり、満足感を得ながら無理なくやせられるメニューを提案します。７日間にわたり、１人分の料理を作ることで、健康的にやせるための「適量」を感覚的に身につけることができます。管理栄養士が栄養バランスを考慮しているので、体にもやさしいことを感じていただけるはずです。

1kgやせるためには
7000kcal
の消費が必要

5kg なら **35000kcal**
10kg なら **70000kcal**
の消費が必要

▼

普段１日 2000kcal分
食べている人が
1500kcalに抑えたら、
1日－500kcal

7000÷500＝14

なので

14日後 にやっと
1kg やせられる！

あすけんの考える適量とは

体重が増減する理屈がわかったところで、では次にどのような行動をしたら健康的かつ効率的にやせることができるかを考えてみましょう。

まずは自分が何をどれくらい食べて、どれくらい動いているかを客観的に把握することが大切です。そうすることで、何をどう改善すればよいかのポイントが見えてきます。例えば、自分では食べる量を控えめにしていると思っていたとしても、カロリーを計算してみたら思ったより多かったということもあります。カロリーは適正なのに太ったという場合、脂質や糖質（炭水化物）がかたよっていたなど、さまざまな原因が考えられます。

30〜49歳の女性で生活の大部分が座ったままで、静的な活動が中心の「活動レベル1」の日常であれば、1日に必要なカロリーの目安は1750kcalとなります。

この本では、1日の摂取カロリーを1500kcal程度に設定しています。1日250kcal分減らすことで、自然にやせていく計算です。あすけんが考える無理なく健康的にやせる食事とは、

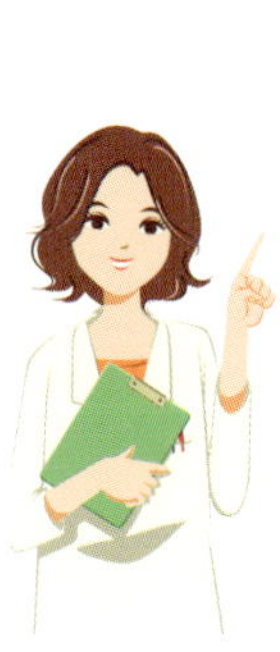

① 1日3食の合計摂取カロリーが1500kcal程度におさまっている（女性の場合の目安）

② 三大栄養素であるたんぱく質、脂質、炭水化物のバランスが取れている

③ 野菜が１日３５０ｇ以上とれる

④ 主食、主菜、副菜が揃い、見た目も味もおいしい

⑤ 低カロリーでも満足感がある

になります。本書では、これらすべてを満たした7日間レシピを考案しました。男性の場合は、１９００㎉を目安に、ご飯の量を１２０ｇから１８０ｇに増やしたり、主菜の肉や魚の量を増やすなどして調整してください。

まずは7日間、こちらで紹介するメニューを1日3食、できる限り作って食べてみてください。続けるうちに食材の風味や旨味がわかるようになり、本来のおいしさを感じられるようになります。

また、期間中は油などの調味料をきちんと量って、カロリーがオーバーしないように作ってみてください。ご飯や野菜、肉なども分量を量ることで、適量の感覚が身につき、7日間が終わったあとは目分量でも実践できるようになります。

ダイエット中こそ3食食べる

7日間の食事のレシピは、朝、昼、夕食の1日単位でカロリーとたんぱく質、脂質、炭水化物のバランスを計算して構成しています。食事を抜かずに3食とることは、ダイエットの基本です。なぜなら、食事には1日の活動に必要なカロリーや栄養をとるという目的のほかに、体温を上げて代謝を活発に保つなど、さまざまな働きがあるからです。

特に**朝食をとることは、ダイエットにおいて、たくさんのメリットがあります**。食事をすると消化吸収などの働きで体が熱くなりますが、これを食事誘発性熱産生（DIT）といい、1日の消費カロリーの10％程度を占めます。朝食に納豆や卵などのたんぱく質をプラスして食べると、食事誘発性熱産生が発生しやすくなり、1日の代謝が上がります。炭水化物とたんぱく質がしっかり含まれた朝食は、体内時計をリセットしてくれる役割もあります。

さらに、**朝食をとることで、昼食や夕食で「セカンドミール効果」が得られます**。これはその日の1回目の食事が2回目の食後血糖値によい影響を与える効果のことをいいます。太らないためには、食後の血糖値を急上昇させないようにコントロールすることが大切なのですが、朝食に食物繊維が多い低GI（Glycemic Index［グリセミック・インデックス］※）の食事をとると、朝食の食後血糖値だけでなく、次の食事の食後血糖値の急上昇も抑えることができます。

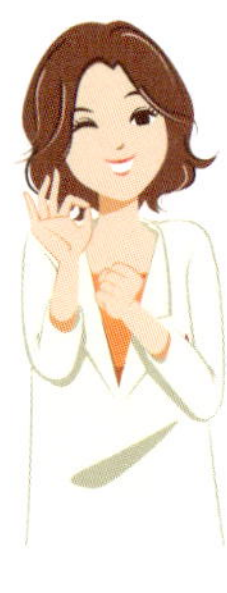

※食後の血糖値の上昇度を示す指標のこと。

朝食

体温を上げて代謝をアップするような食材を積極的にとる

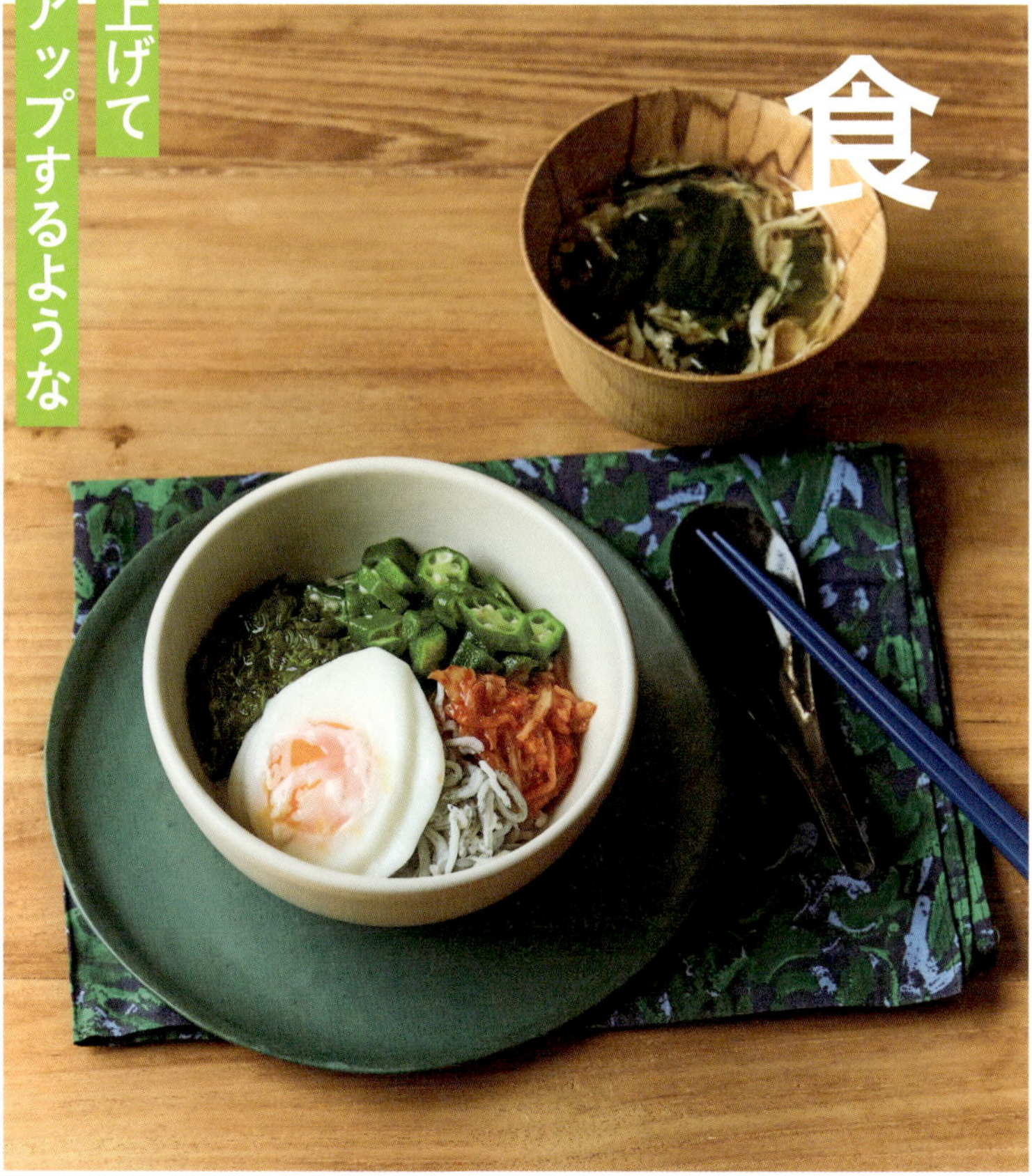

朝食にたんぱく質をとることで、１日の代謝が上がるため、ダイエット中こそ朝食はマスト。体質的に食べられない場合は、牛乳や豆乳などたんぱく質がとれるドリンクを活用したり、２回に分けて少量ずつ食べたりと工夫して。写真の朝食は、温泉卵でたんぱく質が、めかぶ、オクラなどで食物繊維がとれる丼。慌ただしい朝もさっと作って食べられます。乾物を活用し、噛み応えも十分な具だくさんの味噌汁は、体を温め、血行をよくしてくれます（レシピはP30）。

昼食

血糖値の急激な上昇を防ぐためにも、朝食と夕食の間に昼食をしっかりとりたい

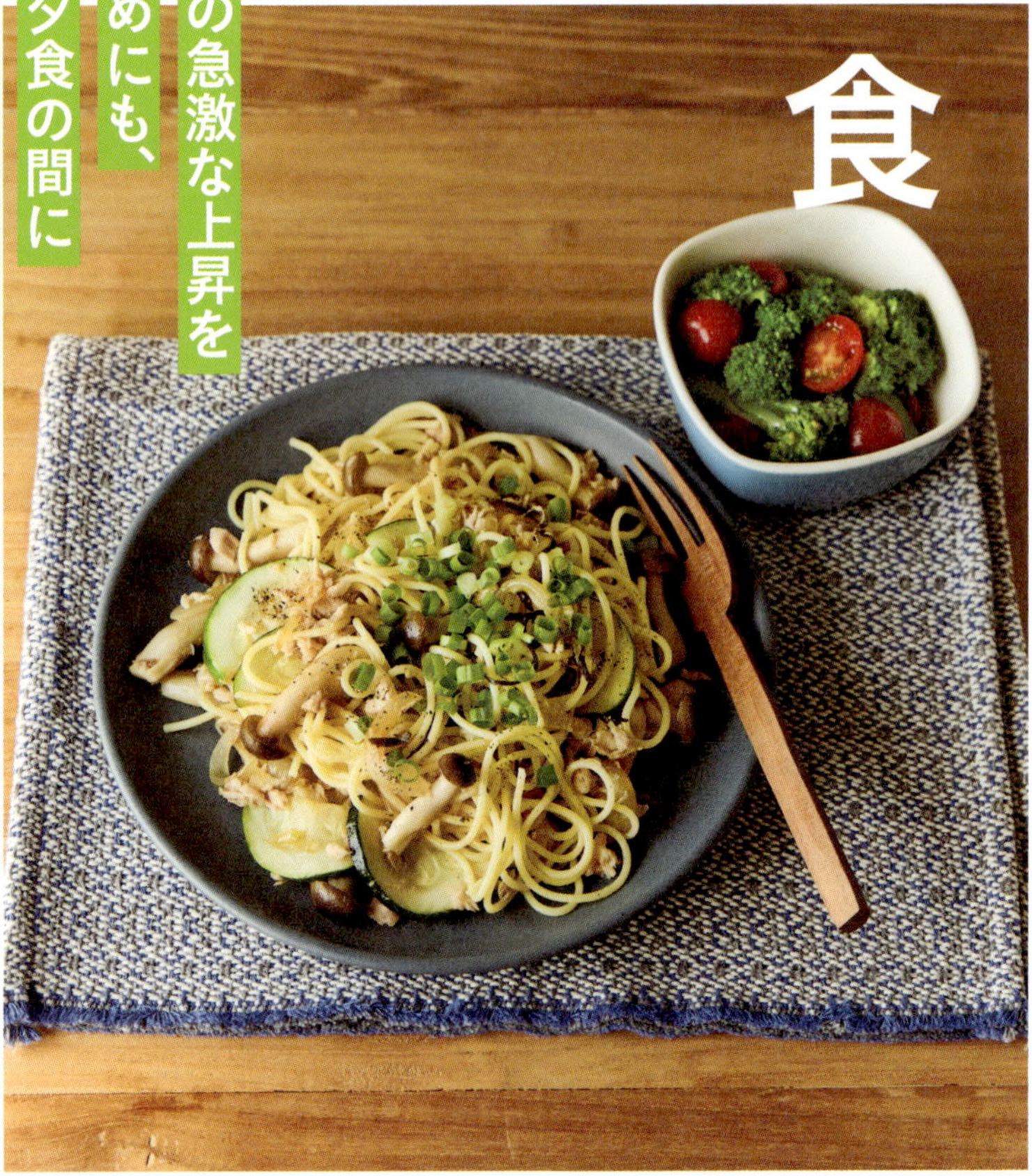

昼食は丼や麺類など単品にかたよりがちなので、野菜やたんぱく質などを加えて栄養バランスを整えるのが重要。
例えばこの昼食では、GI 値が低いパスタをチョイスし、ズッキーニやしめじなどの野菜と、たんぱく質がとれるツナの水煮缶を使用。さらにブロッコリーとトマトといった栄養豊富な緑黄色野菜のサラダを添えて、バランスをよくしています（レシピは P32）。

夕食

朝食や昼食に比べ、糖質を控えめにするのがコツ

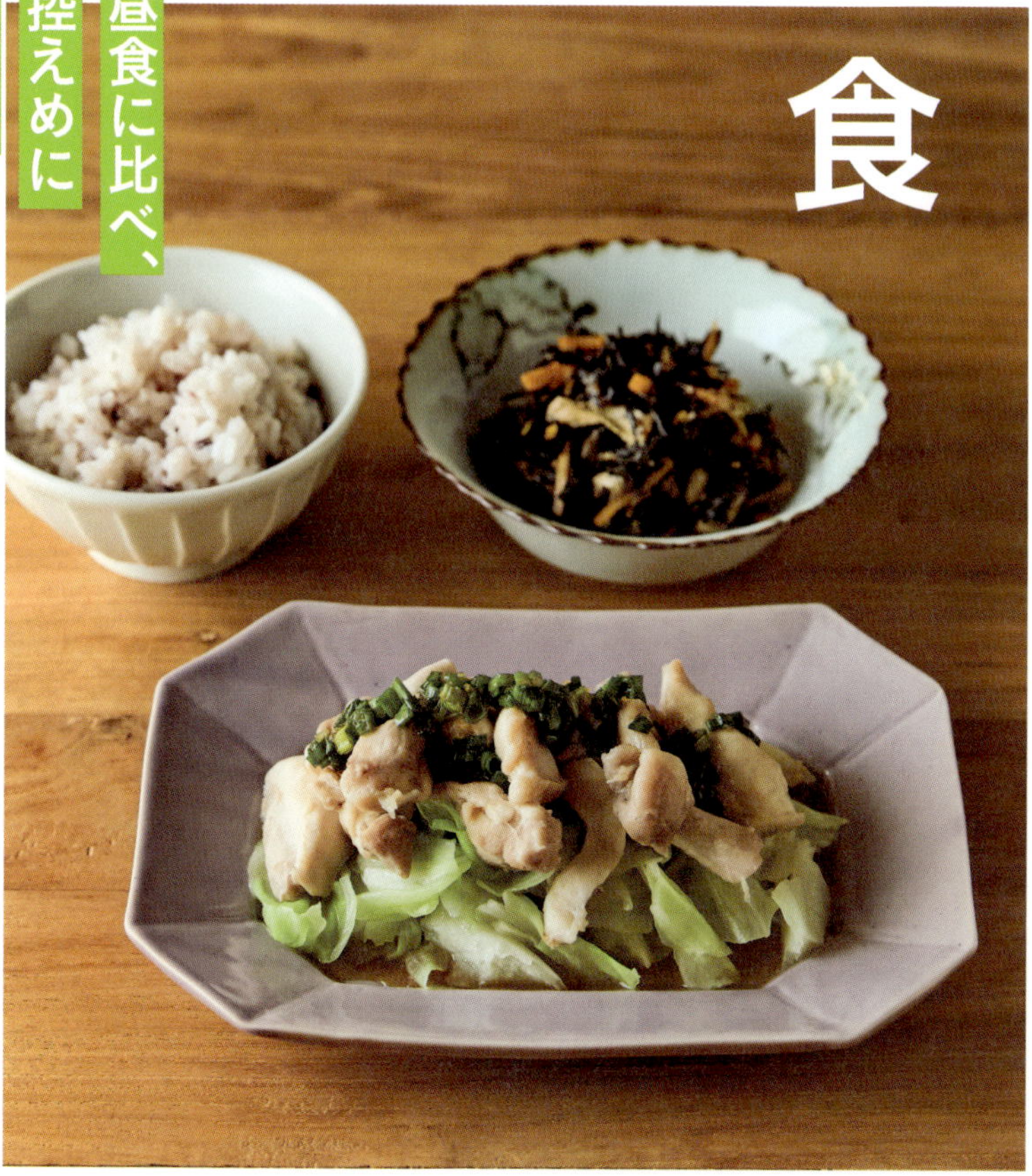

夕食は1日の中で一番豪華になる傾向がありますが、夜は食後の血糖値が上昇しやすく、日中に比べて消費カロリーが少ないため、高カロリーのものを食べると脂肪として蓄積されやすくなるので、注意が必要です。
写真の夕食は、皮を取り除いた鶏もも肉に、たっぷりのキャベツを合わせて食べ応えをアップさせた蒸し料理。レンジ調理することで余計な油分を使わず、カロリーをカットしました。ひじきの煮ものを加えることで、カルシウムや食物繊維がとれます（レシピはP34）。

主食は食べ方と量を工夫する

ダイエット中は、ご飯やパンなどの主食を、「糖質のカタマリだから」と避けたり、減らしたりしてしまいがち。

炭水化物はたんぱく質や脂質と共に体に欠かせない三大栄養素の一つで、**炭水化物に含まれる糖質は効率的なエネルギー源となり、日々の活動や疲労回復に役立ちます。**また、筋肉や脳、神経系などの活動には不可欠で、極端に糖質が不足すると筋肉がうまく作られなくなり、**筋肉量が減少、つまり代謝が落ちてしまいます。**

ただし、とり過ぎも禁物。あすけんの研究データによると、ダイエットに成功した人は夕食の炭水化物を少なめにしていることがわかっています。7日間は、ご飯をきちんと計量して、適量（女性なら120g、男性なら180g）の感覚を覚えておくことが大切です。ご飯は60gで約100kcal。適当に盛りつけることのないようにしましょう。

また、ご飯に比べて脂質が多いなど、太りやすい側面もあるパンの場合、ダイエット中は菓子パンや惣菜パンは避け、食パンやフランスパンなどのシンプルなパンを選ぶことがポイント。全粒粉やライ麦など全粒穀物を使ったパンは食べ応えがあり、食物繊維もとれます。また、見落としがちなのが、パンにつけるバターやジャム。バター大さじ1で84kcalになるので、つけ過ぎないように注意して。

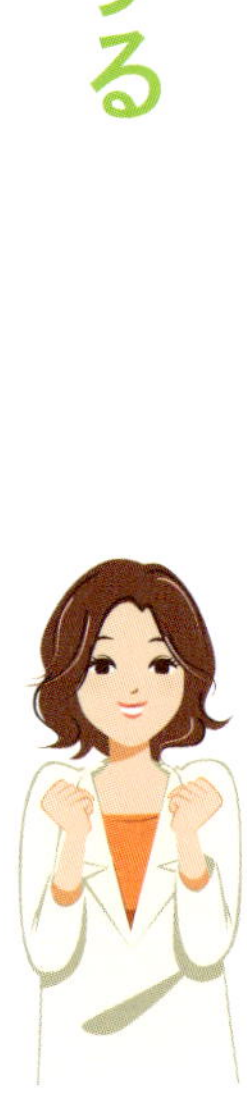

ご飯は雑穀を混ぜて炊き、120g を基本にする

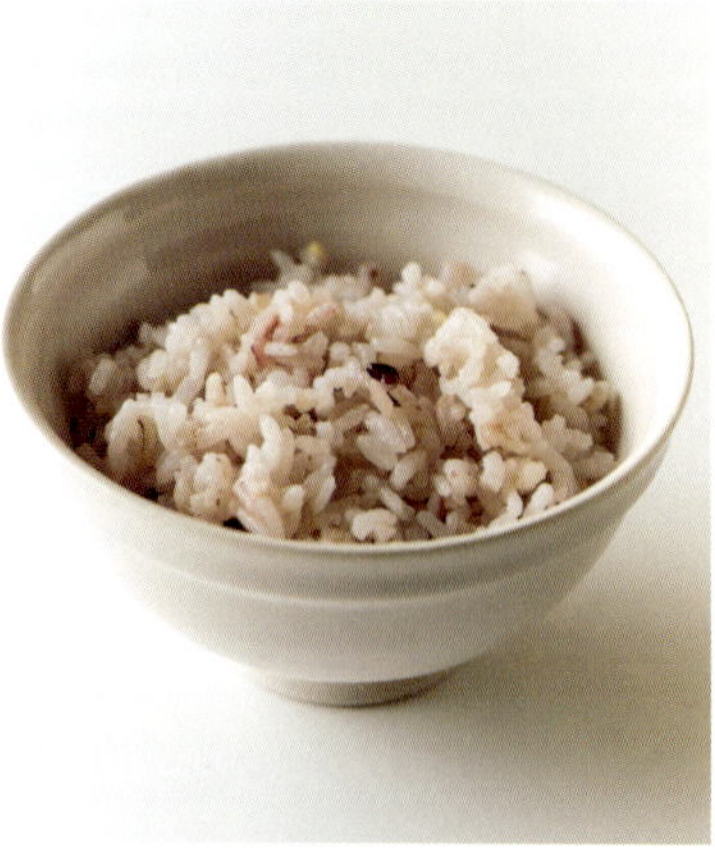

ご飯はご飯茶碗小盛り 1 杯分の 120g が 1 食分。ご飯用の雑穀を袋の表示通りに混ぜて炊くことで、白いご飯に風味がつき、噛む回数も自然に増える。また、白米だけに比べて食物繊維の量も増える、といいことだらけ。毎日食べる主食だからこそ、小さな変化でも好影響が出やすい。

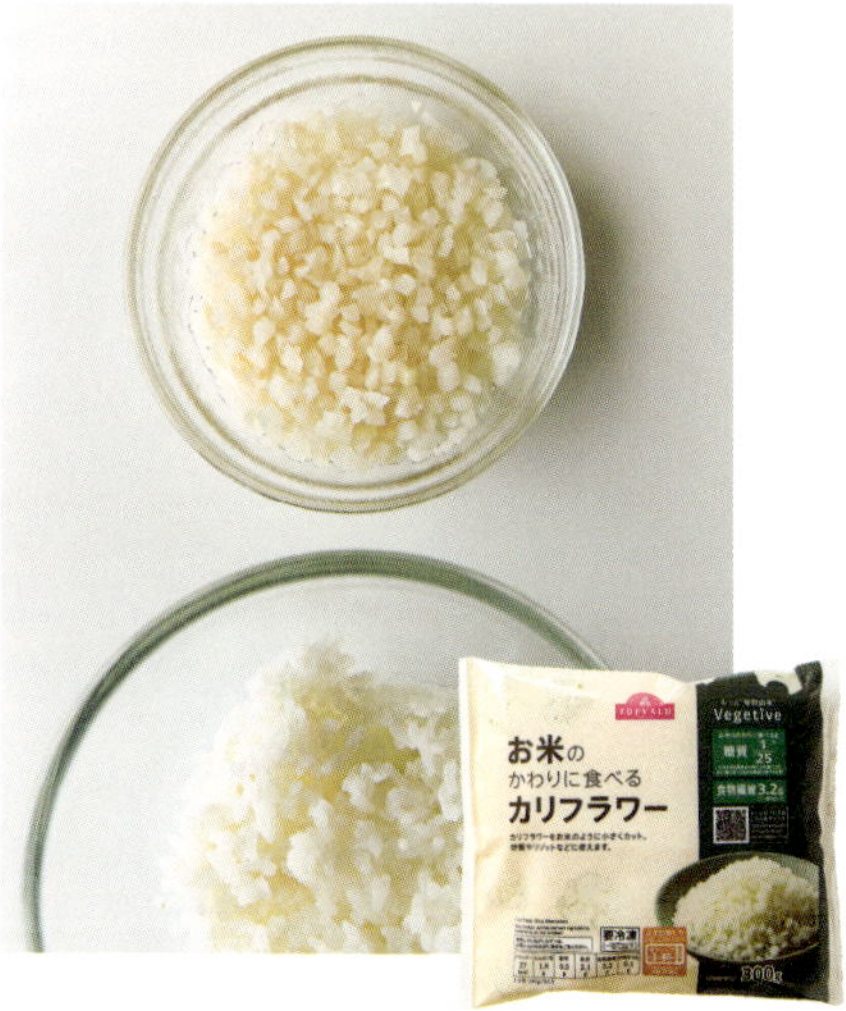

ご飯を増やしたい時には冷凍カリフラワーライスを足す

丼ものやカレーライスなどは 120g だと少なく感じてしまうことも。そんな時は白ご飯 120g に 50g の冷凍カリフラワーライスをレンジ加熱して加えて混ぜてみて。粒感を米と揃えてあるので、混ぜると遜色なくまるで大盛りのご飯のように。もちろんカリフラワーの栄養もとれる。

冷凍カリフラワーライスが手に入らない場合は生のカリフラワーを小房に分けてゆでて、みじん切りにしたものを使っても。残ったものは冷凍すれば、自家製の冷凍カリフラワーライスになる。

食パンは 8 枚切り 2 枚を基本にする

糖質をとり過ぎないためにも食パンは 8 枚切り 2 枚、もしくは 6 枚切りか 5 枚切り 1 枚を 1 食分に。また、食パンを選ぶなら、精製されていない全粒粉やライ麦入りがおすすめ。スーパーやコンビニでも手に入りやすいものを選ぼう。

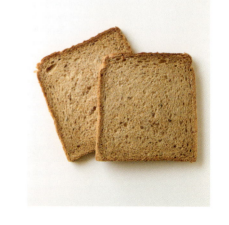

7日間レシピ中の食べ方のコツ

さて、P24から7日間レシピがはじまります。ここでは、その期間に気をつけてほしいことをお伝えしたいと思います。

まず、よく噛むこと。ご飯やおかずを口に入れたら一口30回噛んでみてください。ゆっくり食べることにより満腹中枢が刺激されます。「ありがとうございます」が10文字なので、噛む動きに合わせ、心の中で3回となえる方法もおすすめです。最初は難しいかもしれませんが、慣れてきたら大体の回数がわかるようになります。食事時間も15~20分くらいかけて、ゆっくりと味わってみてください。

よく噛むことには利点がたくさんあります。食後に消化吸収などの働きで体が熱くなる、食事誘発性熱産生（DIT）による消費カロリーは、よく噛んで食べることで高くなるといわれていますし、よく噛むとアミラーゼという消化酵素が分泌されて、ご飯などのでんぷんを分解し、胃腸での消化吸収を助けるので、栄養素を効率よく取り入れることができます。

また、〝幸せホルモン〟といわれるセロトニンが出て、ハッピーな気持ちになるともいわれています。

よく噛んで食べるためにも、野菜を大きめのサイズに切ったり、卵焼きなどやわらかいものの中に干しえびなど噛み応えのあるものを入れるなどの工夫をすると、噛む回数が増えます。

野菜の副菜があれば、食事のはじめに食べるのがおすすめです。さらに、はじめのほうに汁ものを

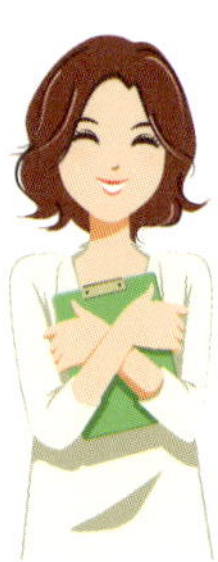

飲むと空腹感が落ち着きます。

そして、食事をする時は取り分ける小皿を使うと、ひと呼吸置くことができ、一気に食べ過ぎてしまうことを防いでくれます。食べることに意識を向けて、よく噛みながらゆっくり楽しみましょう。

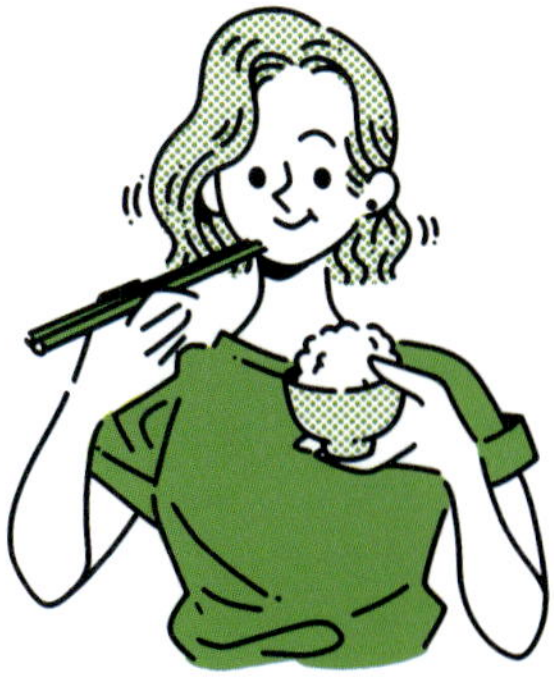

ゆっくり噛む

一口30回を目安に噛み、1食に最低でも15分から20分ぐらいかけると、早食いした時に比べて満腹感を得やすい。

野菜から食べる

野菜を先に食べることによって満足感を得られ、食べる量全体を減らすことができる。また、野菜の食物繊維が血糖値の急上昇を抑えることで、体内に脂肪を蓄えにくくする。

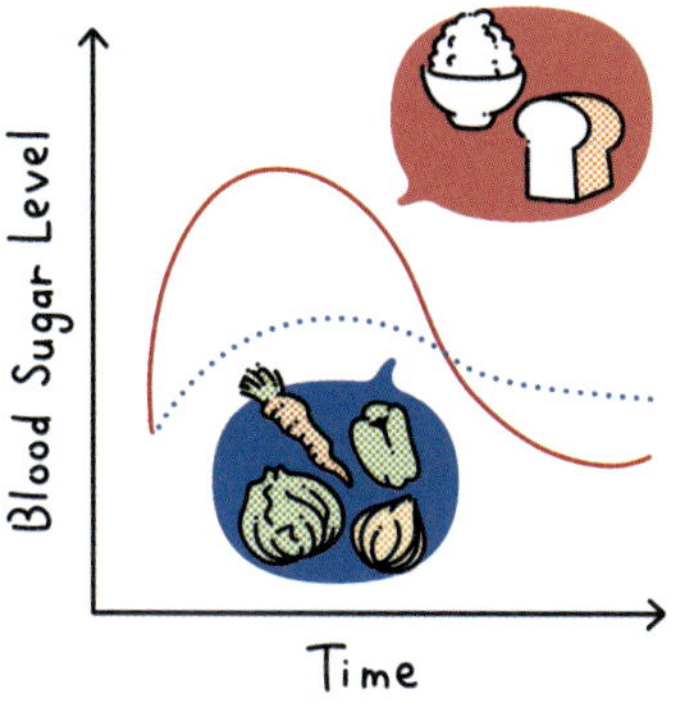

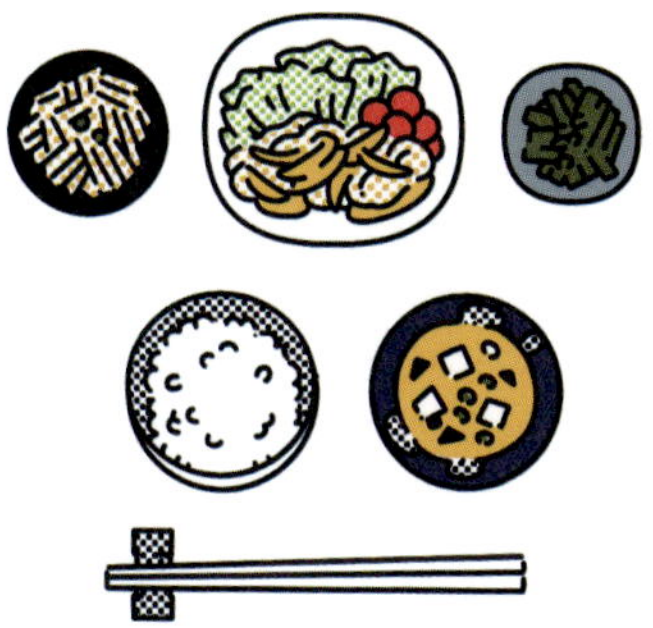

小皿を使う

少量ずつ小皿に取って食べることで一気食いを防げる。ゆっくり味わって食べることにつながり、満腹感が得られる。

7日間レシピで必要な
食材リスト

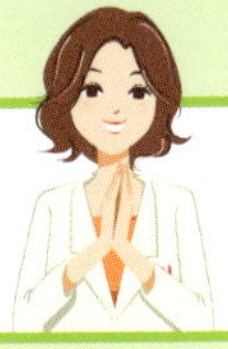

7日間レシピに必要な食材をリストにしました。
最初にまとめ買いしておくものと、途中で買い足すものに分けてあります。
食材は買いやすい単位や分量にまとめてありますので、
余ったら家族の食事に使ったり、別の料理に使うようにしてください。
また、3日目や4日目、7日目に使う肉や魚介は、買ってきたらすぐ
パーシャル室に入れるか、冷凍保存して、調理前に解凍するようにしてください。

＊米はリストから除いています。

最初にまとめ買いするもの（主に1～4日目に使う食材）

＜肉・肉加工品・魚介＞

- ■ 豚もも薄切り肉　180g
- ■ 牛もも焼肉用肉　160g
- ■ 鶏もも肉(皮なし)　1枚(250g)
- ■ ロースハム　4枚
- ■ 生鮭　1切れ(70g)
- ■ 釜揚げしらす　25g

＜豆腐＞

- ■ 油揚げ　1枚(20g)

＜卵・乳製品＞

- ■ 卵　6個
- ■ 低脂肪牛乳　小1パック(500mℓ)
- ■ プレーンヨーグルト(低脂肪)　1パック(400g)
- ■ カッテージチーズ　1パック(100g)
- ■ 有塩バター　1パック(100g)

＜その他加工品＞

- ■ めかぶ(味付き)　3パック(各40g)
- ■ 白菜キムチ　50g

＜野菜・きのこ＞

- ■ キャベツ　1/2個
- ■ にんじん　2本
- ■ 玉ねぎ　2個
- ■ ブロッコリー　1個
- ■ 赤パプリカ　1個
- ■ ミニトマト　14個
- ■ ズッキーニ　1本
- ■ ベビーリーフ　1パック
- ■ 小松菜　1束
- ■ きゅうり　4本
- ■ 豆苗　1パック
- ■ サンチュ　5～6枚
- ■ 小ねぎ　1束
- ■ 青じそ　5枚
- ■ ぶなしめじ　1パック（100g)
- ■ エリンギ　2本

＜果物＞

- ■ ゴールドキウイ　1個
- ■ みかん　1個

スパゲティ　80g
ツナ水煮缶　小２缶（各70g）
桜えび（素干し）12g
削りがつお　小３パック（各3g）
ひじき（乾燥）15g
カットわかめ　3g
塩昆布　１袋
切り干し大根　45g
紅茶（ティーバッグ）１袋

＜冷凍品＞

冷凍シーフードミックス　120g
冷凍オクラ（スライスタイプ）100g

＜その他＞

全粒粉食パン（8枚切り）４枚
オートミール
（細かく砕いてあるもの）１袋

４日目ごろに買い足すもの（5～７日目に使う食材）

＜豆腐・豆製品＞

- 絹ごし豆腐　１丁（300g）
- 納豆（たれ、からし付き）
  小１パック（30g）

＜卵＞

- ゆで卵　２個

＜その他冷蔵品＞

- 糖質カット麺　１袋(180g)

＜冷凍食品＞

- 冷凍カリフラワーライス　１袋(150g)
- 冷凍ブルーベリー　小１袋

＜その他＞

- 鯖水煮缶　１缶（190g）
- インスタントコーヒー　小さじ１

＜野菜・きのこ＞

- じゃがいも　小２個
- ピーマン　２個
- アスパラガス　２本
- なす　２本
- えのきたけ　１パック(100g)
- たけのこの水煮(細切り)
  １袋(正味100g)
- 大根おろし　30g

＜肉・魚介・魚介加工品＞

- 豚ひき肉　140ｇ
- 鶏ささ身　３本(150g)
- ぶり　１切れ(80g)
- かに風味かまぼこ　４本

＜７日間レシピで必要な調味料・スパイスなど＞

塩／こしょう／粗挽き黒こしょう／味噌／酢／酒／みりん／砂糖／しょうゆ／麺つゆ（3倍濃縮）／オリーブオイル／ごま油／片栗粉／トマトケチャップ／マヨネーズ（カロリー50%カットのもの）／おろしにんにく（チューブ）／おろししょうが（チューブ）／白いりごま／白すりごま／顆粒鶏ガラスープの素／顆粒コンソメ／コチュジャン／七味唐辛子／カレー粉／粒マスタード／シナモンパウダー／はちみつ／ベーキングパウダー

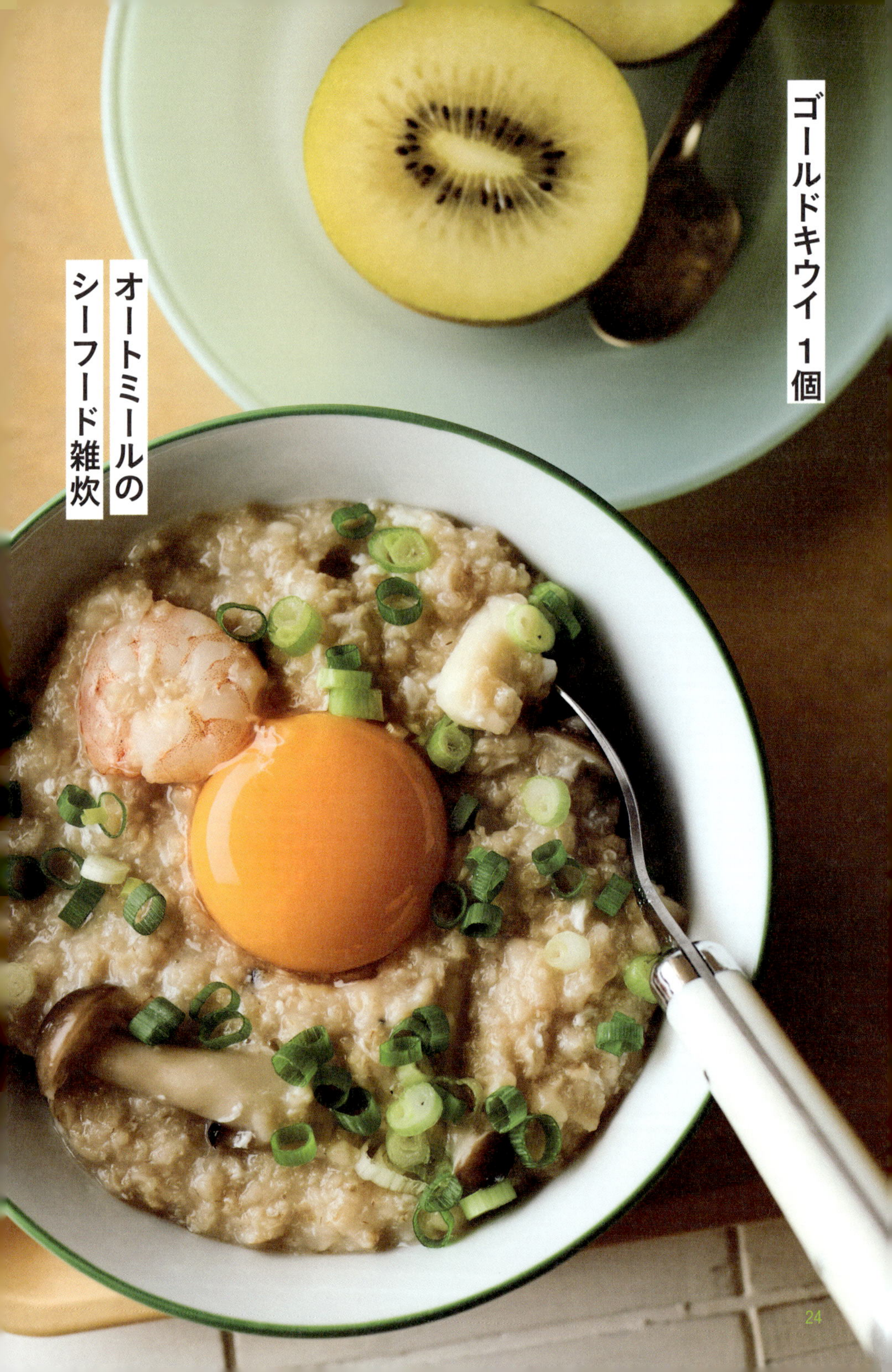

ゴールドキウイ 1個

オートミールの
シーフード雑炊

1日目

1日の総カロリー：1300kcal

たんぱく質：82.4ｇ
脂質：37.4ｇ
炭水化物：171.2ｇ
野菜量：406ｇ

朝食

ダイエットメニューに積極的に取り入れたいオートミールを、食べやすい雑炊に。卵やシーフードミックスをプラスし、朝食でたんぱく質をしっかりとれるようにしました。

総カロリー：348kcal　たんぱく質：24.1ｇ
脂質：8.9ｇ　炭水化物：48.8ｇ　野菜量：49ｇ

オートミールのシーフード雑炊

0000 2523

〈１人分〉
オートミール（細かく砕いてあるもの）**…40g**
A
冷凍シーフードミックス … 60g
ぶなしめじ … 1/2 パック (50g)
水 … 200mℓ
麺つゆ（3倍濃縮）**… 小さじ２**
卵 … １個
小ねぎの小口切り … 大さじ１(5g)

1　Aのしめじはほぐす。小鍋にAを入れ、中火にかける。沸騰したらオートミールを加え、やわらかくなるまで２～３分混ぜながら煮る。

2　麺つゆを加え、味をととのえたら、卵を割り落とす。黄身を潰さないよう、白身だけを混ぜ、半熟になったら火を止める。器に盛り、小ねぎをふる。

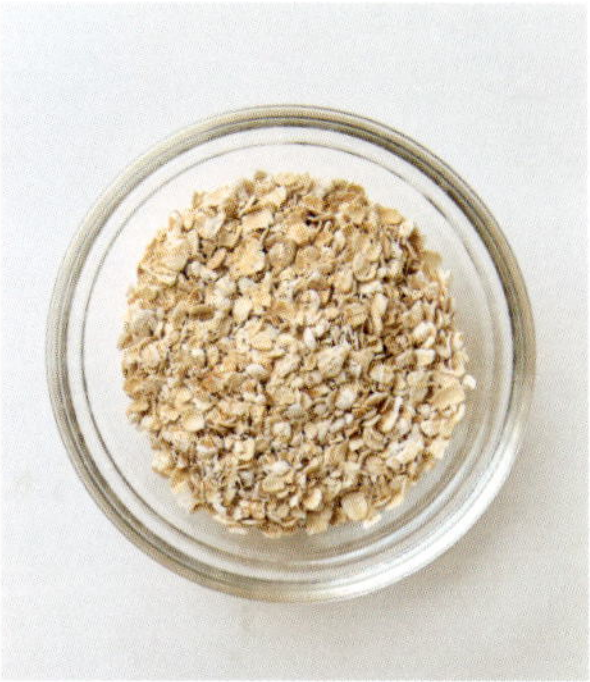

オートミールは、オーツ麦を脱穀し、食べやすく加工したもの。白米に比べてカロリーが低く、食物繊維が多い。細かく砕いてあるインスタントタイプを選ぶこと。

Memo
☑ オートミールは白米よりもたんぱく質や食物繊維が豊富で、血糖値の急上昇を抑えます。
☑ ゴールドキウイはビタミンＣがグリーンキウイの２倍も。積極的にとりたいフルーツです。

1日目

昼食

にんにくが香る、メリハリのある味わいのカレー風味の豚肉とズッキーニに、サラダを組み合わせて。ベビーリーフのほかにキャベツやレタスなどでもOK。

総カロリー：497kcal　たんぱく質：29.0ｇ
脂質：17.7ｇ　炭水化物：57.9ｇ　野菜量：147ｇ

豚肉とズッキーニのカレー焼き

0000　2547

〈１人分〉
豚もも薄切り肉 … 100g
片栗粉 … 小さじ１
ズッキーニ … 1/2本
オリーブオイル … 小さじ１
合わせ調味料
トマトケチャップ … 大さじ１
しょうゆ … 小さじ１
カレー粉 … 小さじ1/2
おろしにんにく（チューブ）… 2cm
砂糖 … 小さじ1/2

1　豚肉は片栗粉をふる。ズッキーニは5mm厚さの輪切りにする。

2　フライパンにオリーブオイルを中火で熱する。ズッキーニを入れ、両面をこんがりと焼く。火が通ったらズッキーニを端に寄せ、豚肉を加えて両面をこんがりと焼く。

3　合わせ調味料を加え、全体的にからめる。

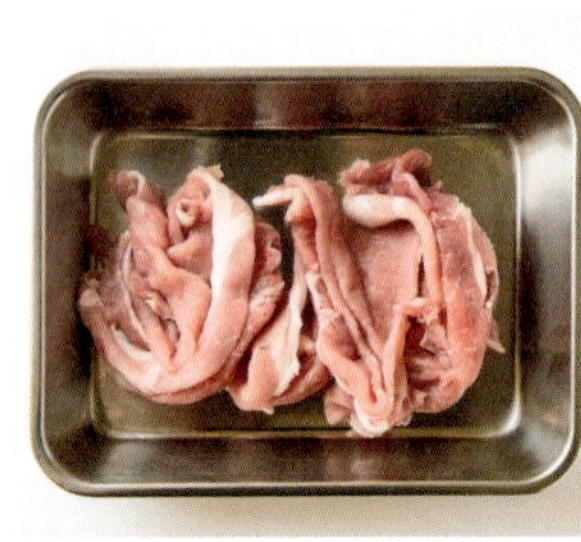

豚もも肉は、同じ重量の豚バラ肉に比べてカロリーは半分で、脂質は1/3。さらにヘルシーにしたければ、カロリーが豚バラの1/3以下になる豚ヒレ肉を使っても。

ベビーリーフサラダ

0000　2554

〈１人分〉
ベビーリーフ … １パック
ミニトマト … ２個
ドレッシング
麺つゆ（３倍濃縮）… 小さじ１
酢 … 小さじ１
ごま油 … 小さじ1/2
削りがつお … 小1/2パック（1.5g）
白いりごま … 小さじ1/3

1　器にベビーリーフを盛り、ミニトマトを半分に切ってのせる。

2　ドレッシングの材料を混ぜてかけ、削りがつおとごまをふる。

Memo
☑ 豚肉はももやヒレなど脂肪分が少ない赤身を選ぶとカロリーが抑えられます。
☑ ズッキーニは糖質が少なく食物繊維が豊富な、バランスの取れた優秀食材です。

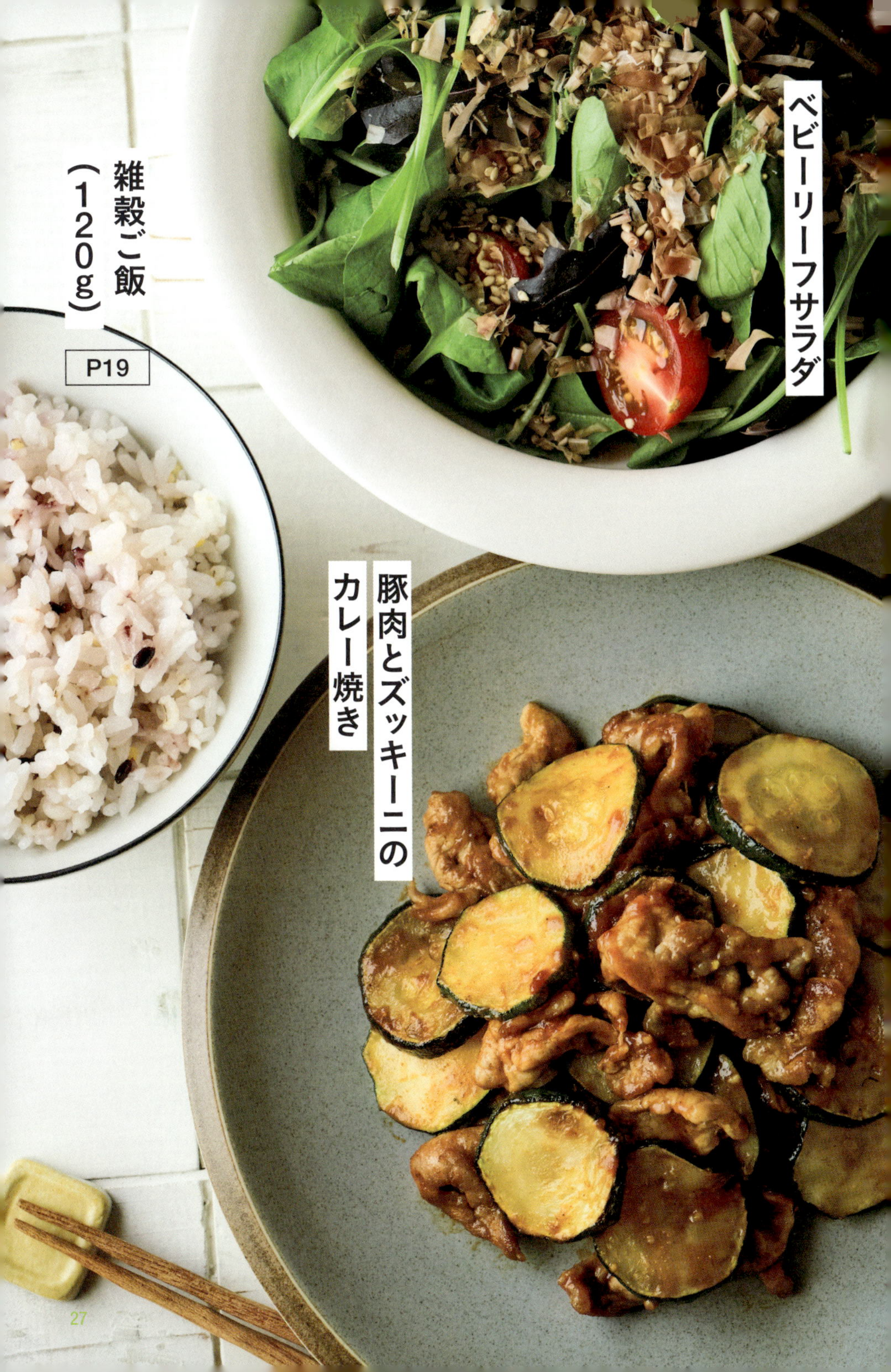

ベビーリーフサラダ

豚肉とズッキーニのカレー焼き

雑穀ご飯（120g）

P19

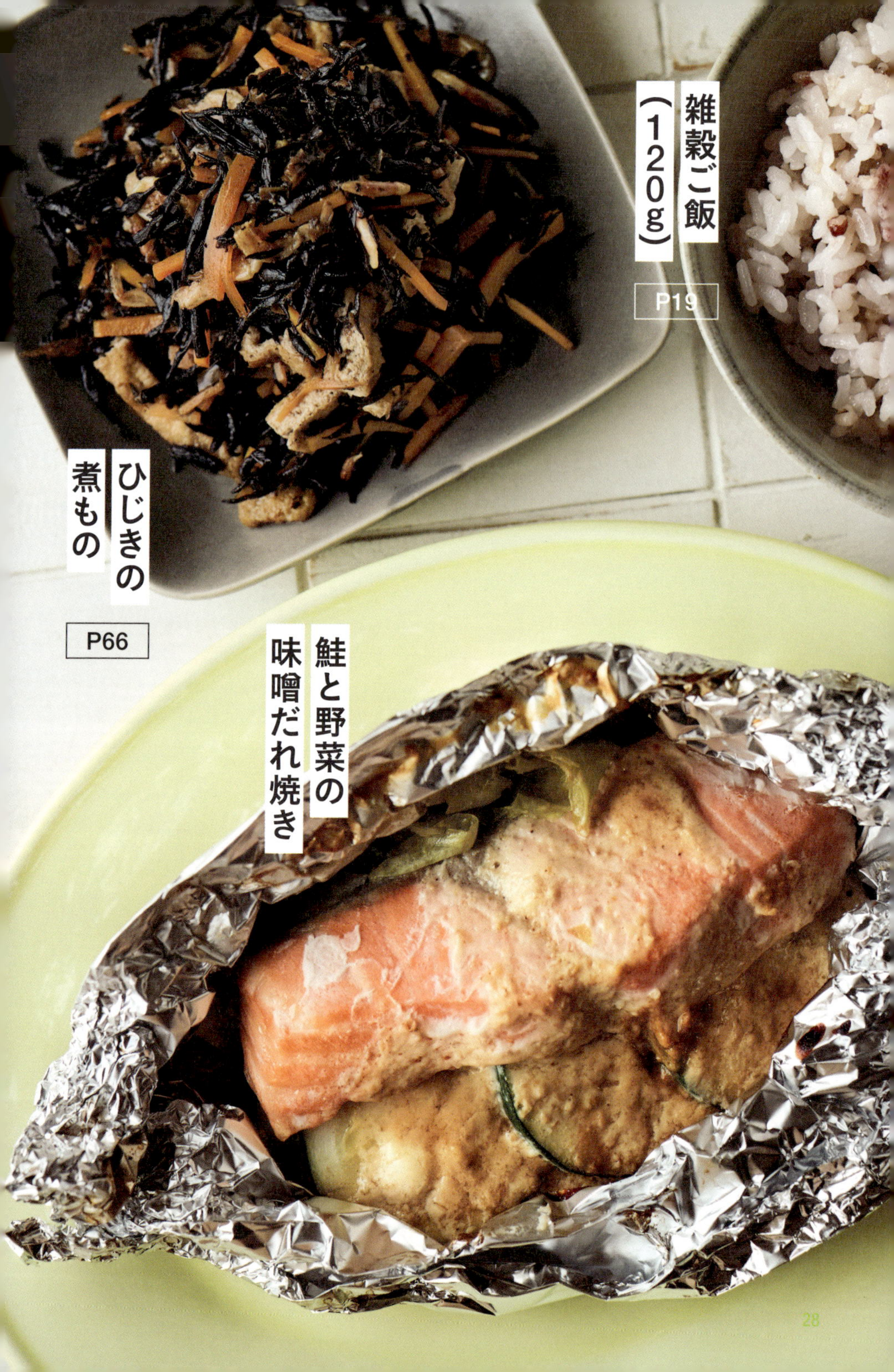
雑穀ご飯
(120g)
P19
ひじきの
煮もの
P66
鮭と野菜の
味噌だれ焼き

1日目

夕食

鮭と野菜をホイルにのせ、味噌だれをかけて包み、焼くだけ。カロリーを抑えながらもコクのある、プレーンヨーグルトを使った味噌だれが味の決め手です。

総カロリー：455kcal　たんぱく質：29.3ｇ
脂質：10.8ｇ　炭水化物：64.5ｇ　野菜量：210ｇ

鮭と野菜の味噌だれ焼き

0000 2578

〈１人分〉
生鮭 … 1 切れ（70g）
下味
　塩 … 小さじ 1/6（1g）
　こしょう … 少々
キャベツ …80g
ズッキーニ … 1/4 本
ヨーグルト味噌だれ
　プレーンヨーグルト（低脂肪）… 大さじ 1
　味噌 … 小さじ 1
　砂糖 … 小さじ 1/2
　白すりごま … 小さじ 1/2
　おろしにんにく（チューブ）… 1cm

1　キャベツは食べやすい大きさの短冊切りに、ズッキーニは薄い輪切りにする。

2　アルミホイルを長めに切り、中央に 1 を置き、鮭をのせ、鮭に下味をふる。ヨーグルト味噌だれの材料を混ぜて全体にかけ、アルミホイルのふちを合わせて閉じる。

3　オーブントースターを予熱して 2 を入れ、15 ～ 20 分焼き（または魚焼きグリルで 10 ～ 12 分焼く）、器に盛る。

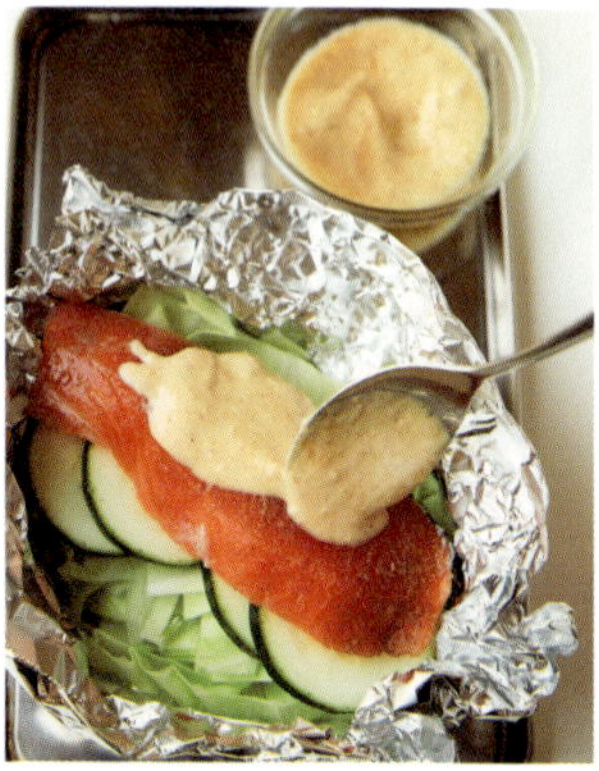

アルミホイルで材料を包み、オーブントースターで焼くことで、野菜からほどよく水分が出て、火を使わなくても鮭が蒸し焼きになる。

Memo
☑ 鮭はアスタキサンチンや、オメガ３脂肪酸である EPA、DHA を含むダイエット向きの食材です。
☑ 鮭と野菜から出た蒸し汁は栄養と旨味が含まれているので、残さず食べましょう。

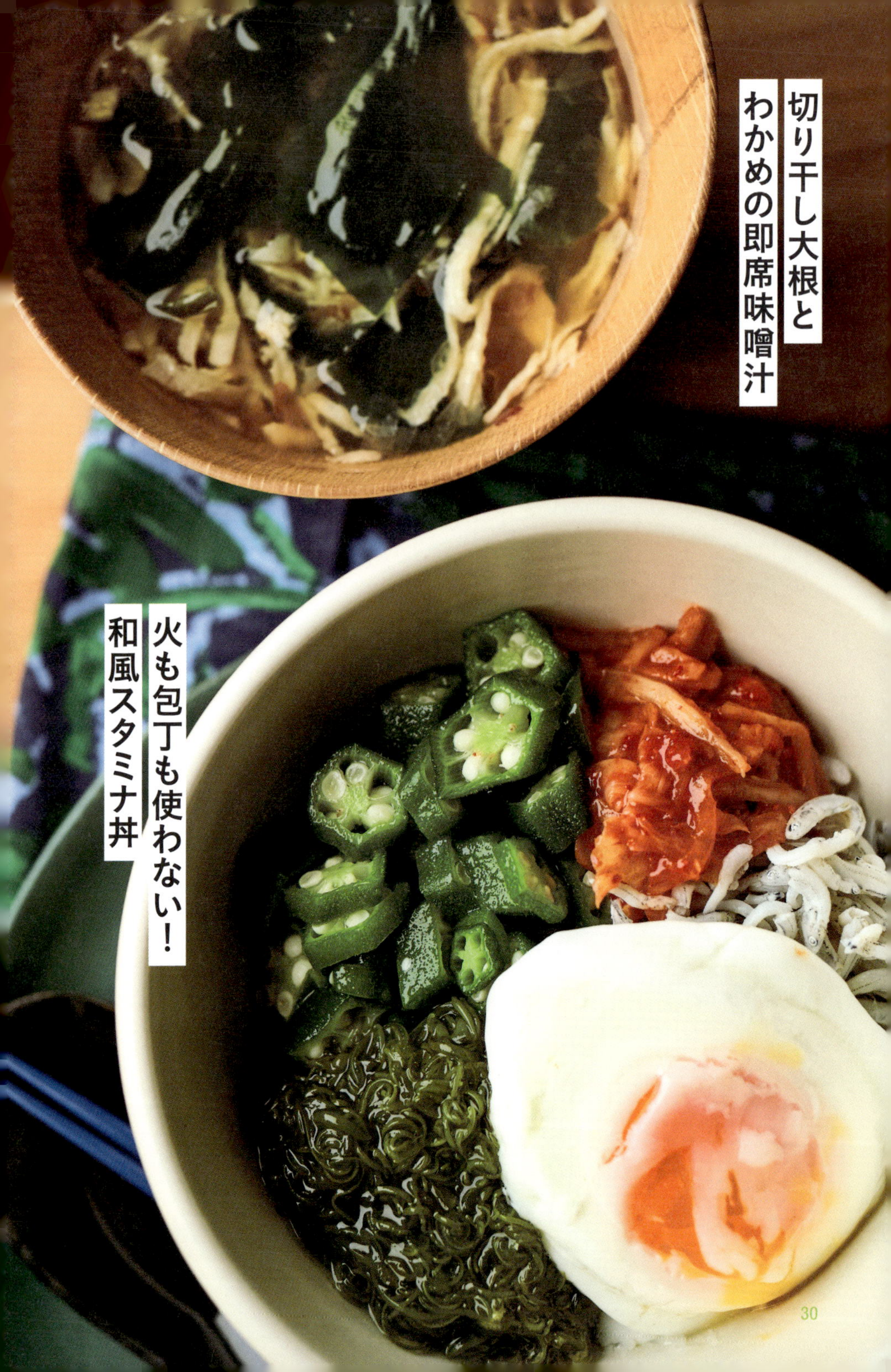

切り干し大根と
わかめの即席味噌汁

火も包丁も使わない！
和風スタミナ丼

2日目

1日の総カロリー：1406kcal

たんぱく質：80.1g
脂質 43.0g
炭水化物：189.1g
野菜量：581g

朝食

体にもよいネバネバ食材をご飯にのせるだけ。忙しい朝にうれしい、包丁いらずの簡単丼とだしいらずの味噌汁。温かい汁ものは体温を上げてくれます。

総カロリー：320kcal　たんぱく質：16.3g
脂質：7.3g　炭水化物：50.4g　野菜量：126g

火も包丁も使わない！和風スタミナ丼

0000　2592

〈1人分〉
卵…1個
温かい雑穀ご飯（P19）**…120g**
釜揚げしらす…10g
冷凍オクラ
（スライスタイプ・室温で解凍したもの）**…30g**
めかぶ（味付き）**…1パック（40g）**
白菜キムチ…15g

1　温泉卵を作る。卵は小さめの耐熱容器に割り入れ、黄身の部分に竹串で1カ所穴をあける。水大さじ1を注いでラップをかけ、600Wの電子レンジで30～40秒加熱する。

2　丼にご飯を盛り、しらす、オクラ、めかぶ、キムチをのせ、1をのせる。好みでポン酢しょうゆをかける。

切り干し大根とわかめの即席味噌汁

0000　2608

〈1人分〉
切り干し大根…5g
カットわかめ…1g
削りがつお…小1/2パック（1.5g）
味噌…小さじ1

器に、すべての材料を入れる。熱湯120mℓを注ぎ、よく混ぜる。

Memo
☑ めかぶやオクラに含まれる食物繊維は、血糖値の上昇を緩やかにし、腸内環境を整えます。
☑ 電子レンジで作る温泉卵で、たんぱく質もプラスします。

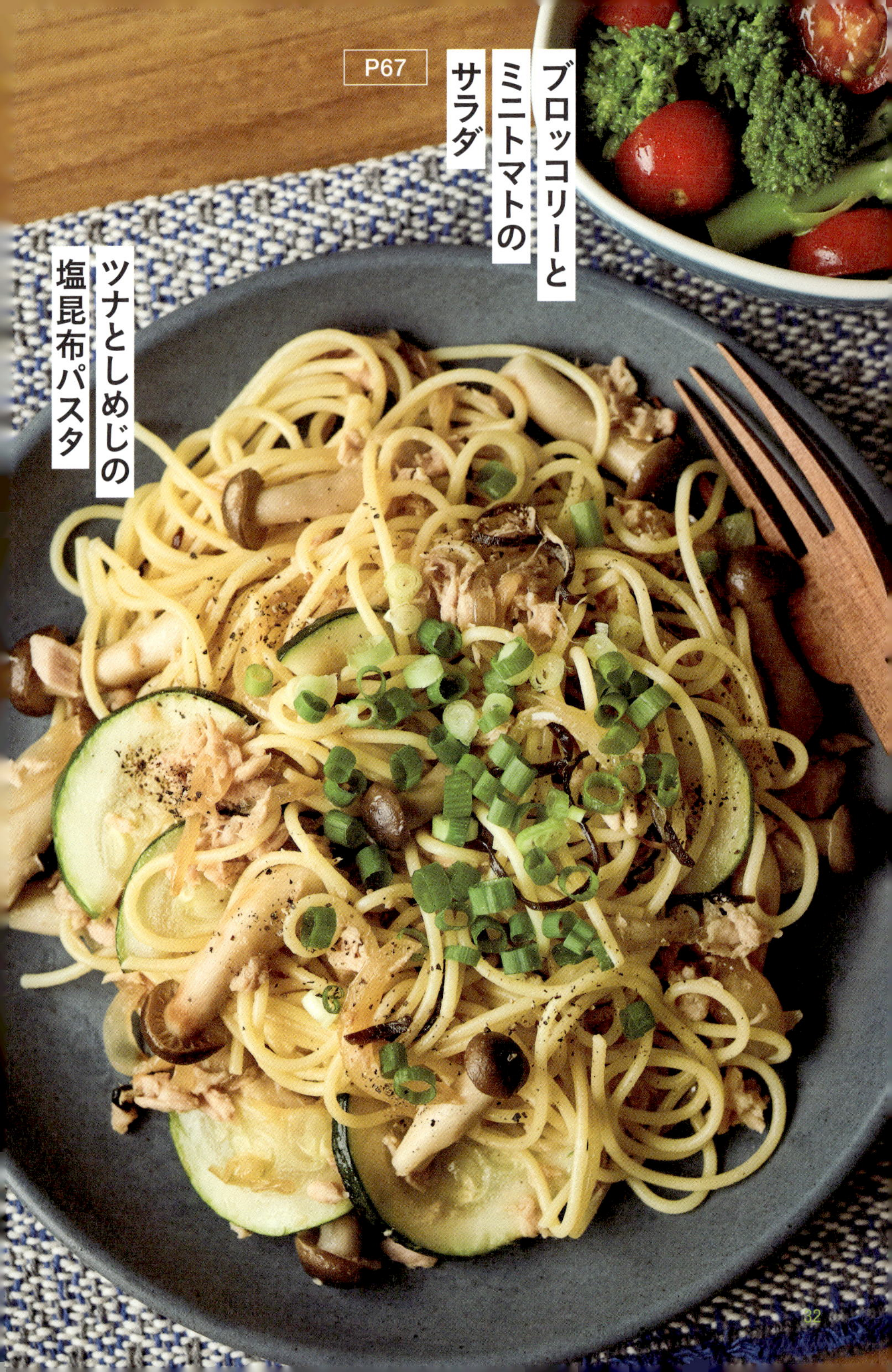

ブロッコリーとミニトマトのサラダ

P67

ツナとしめじの塩昆布パスタ

2日目

昼食

しめじやズッキーニなど食感のある野菜を多く入れ、塩昆布や麺つゆを使った旨味を生かしたパスタ。サラダを添えることで、さらに満足感もアップします。

総カロリー：554㎉　たんぱく質：27.8ｇ
脂質：18.6ｇ　炭水化物：76.5ｇ　野菜量：259ｇ

ツナとしめじの塩昆布パスタ

0000 2615

〈1人分〉
スパゲティ … 80g
ぶなしめじ … 1/2 パック
ズッキーニ … 1/4 本
玉ねぎの薄切り … 1/4 個分
ツナ水煮缶(ライト・フレーク) … 小1缶(70g)
塩昆布 … 3g
オリーブオイル … 大さじ1
麺つゆ(3倍濃縮) … 大さじ1/2
粗挽き黒こしょう … 少々
小ねぎの小口切り … 大さじ1(5g)

1　しめじはほぐす。ズッキーニは5㎜厚さの半月切りにする。

2　スパゲティは塩を入れずに、袋の表示より1分短くゆではじめる。

3　フライパンにオリーブオイルを入れて中火で熱し、玉ねぎを入れて炒める。透き通ったら1を加えてさっと炒め、ふたをして弱火にし、しめじに火が通るまで2〜3分蒸し焼きにする。

4　スパゲティがゆで上がったら、湯をきって3のフライパンに加える。ツナ缶を缶汁ごとと、塩昆布、麺つゆを加えて中火で炒め合わせる。全体がなじんだら、こしょうをふって器に盛り、小ねぎを散らす。

Memo
☑ 糖質オフやカロリーオフのパスタを使うとさらにダイエット効果がアップします。
☑ ツナは高カロリーなオイル漬けではなく水煮を選び、コクのある缶汁ごと使います。

2日目

夕食

皮を除いた鶏もも肉を使い、電子レンジで簡単に作れる蒸し鶏はジューシーな仕上がり。しょうがとにんにくがきいた、酢やごま油を使った香り豊かなたれをかけます。

総カロリー：532kcal たんぱく質：36.0g
脂質：17.1g 炭水化物：62.2g 野菜量：196g

レンジで簡単 蒸し鶏香味ソース

0000 2639

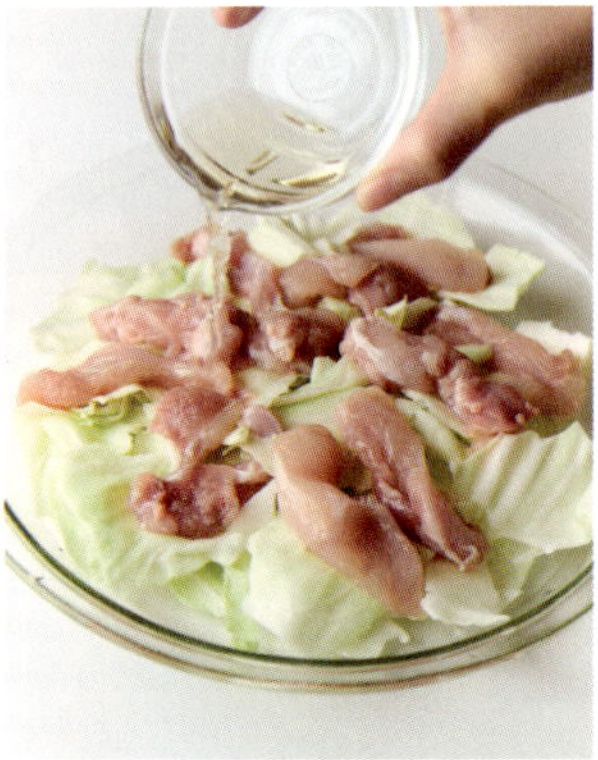

耐熱容器に具を重ねてレンジ加熱すると、野菜からほどよく水分が出て、肉にも熱がまわり、簡単に蒸し料理ができる。

〈1人分〉
鶏もも肉（皮なし）**… 1/2枚（125g）**
塩 … ひとつまみ
キャベツ … 120g
酒 … 小さじ2（10g）
たれ
- **小ねぎの小口切り … 大さじ1（5g）**
- **おろししょうが**（チューブ）**… 2cm**
- **おろしにんにく**（チューブ）**… 2cm**
- **しょうゆ … 小さじ1**
- **酢 … 小さじ1**
- **ごま油 … 小さじ1**

1 鶏肉は薄いそぎ切りにし、塩をふる。

2 耐熱容器にキャベツをちぎって入れ、1をのせる。酒をふり、ラップをかけて600Wの電子レンジで5分加熱し、器に盛る。

3 たれの材料をよく混ぜ、2にかける。

Memo
- □ 鶏もも肉は、皮を除けば約30%カロリーをカットできます。
- □ 鶏肉から出る旨味たっぷりの汁を野菜に混ぜて、食べ応えをアップ。

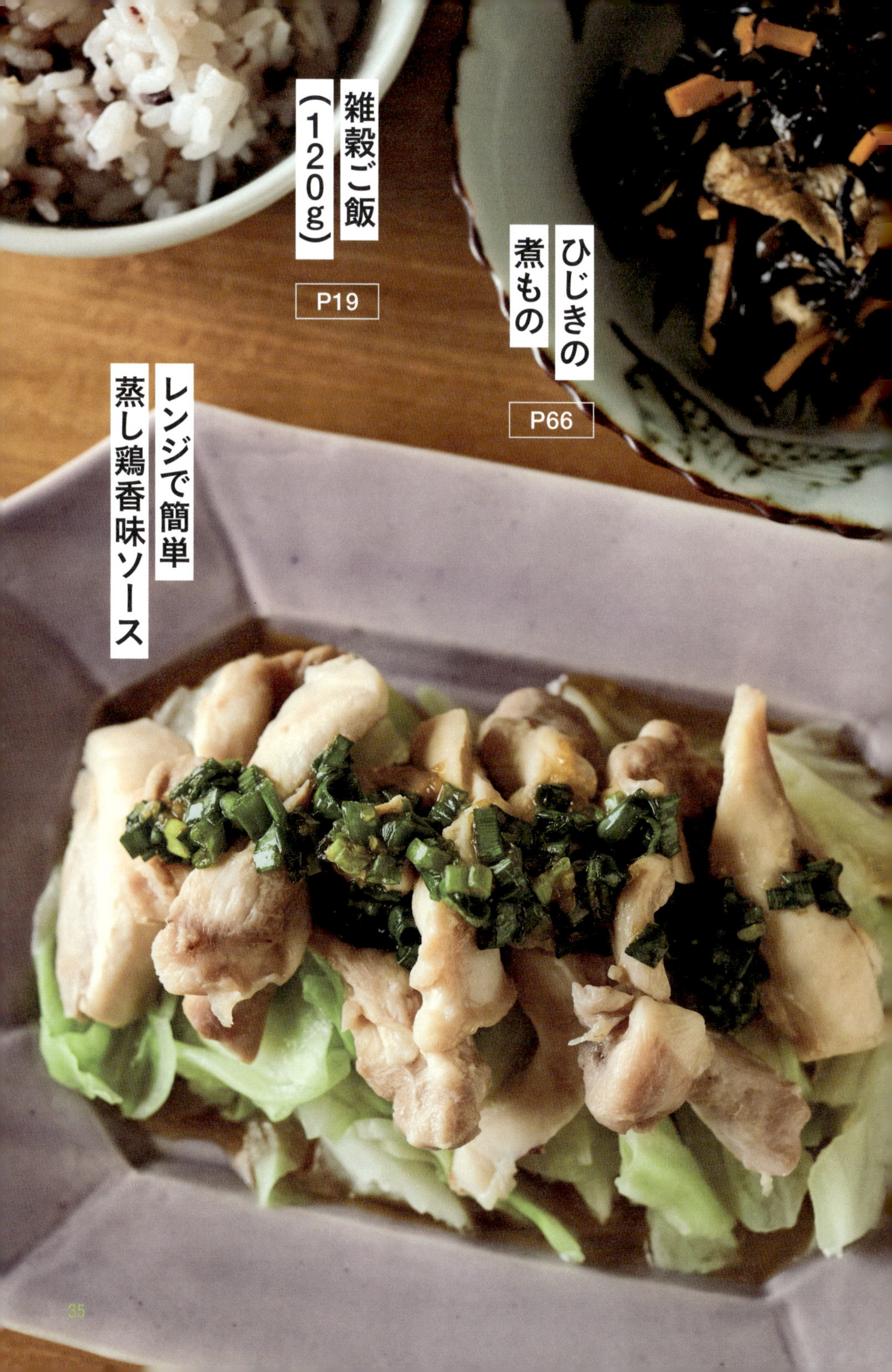

雑穀ご飯（120g）

P19

ひじきの煮もの

P66

レンジで簡単
蒸し鶏香味ソース

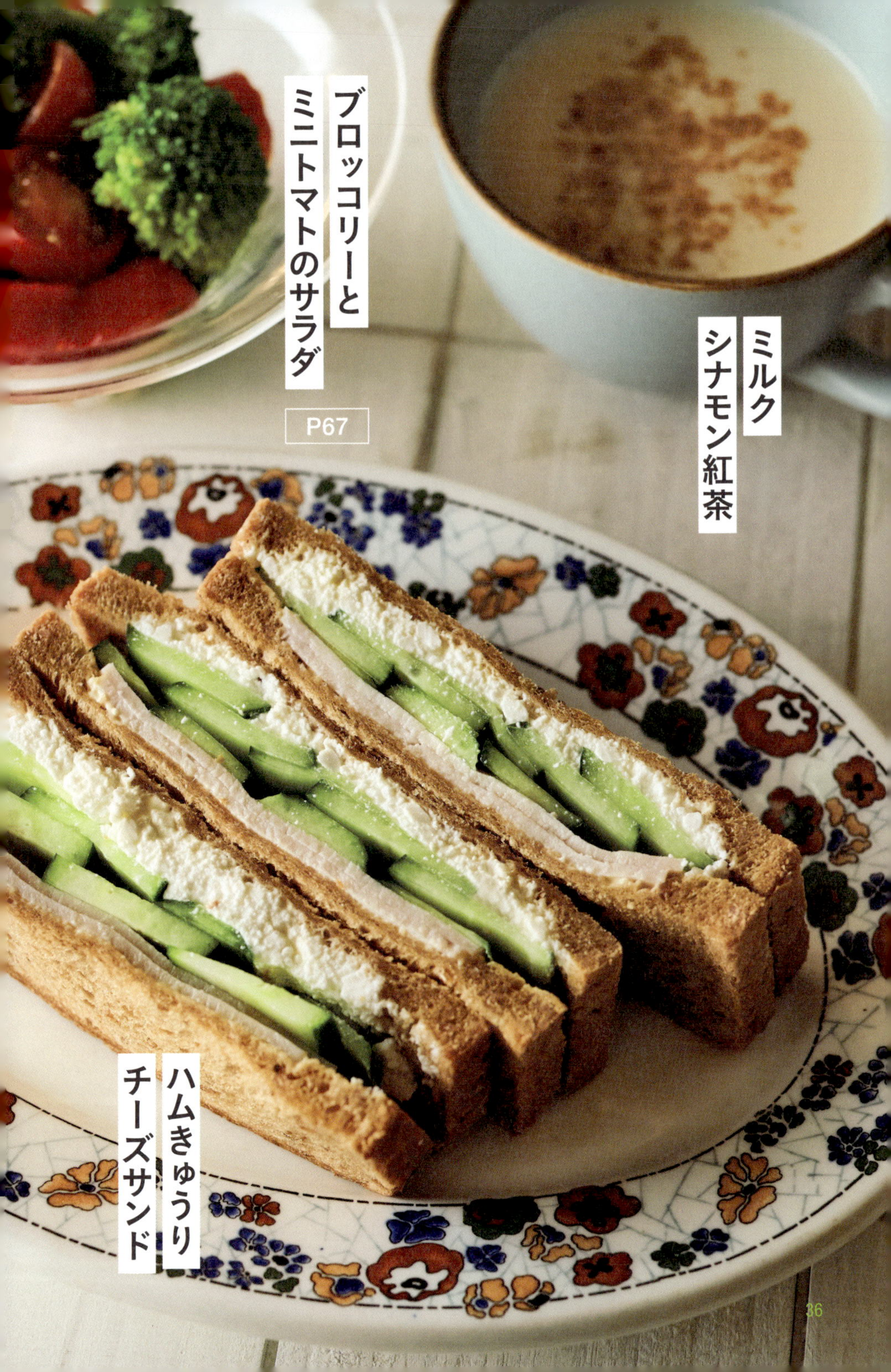

ブロッコリーとミニトマトのサラダ

P67

ミルクシナモン紅茶

ハムきゅうりチーズサンド

朝食

シャキシャキしたきゅうりをはさむことで噛む回数が増えて早食い防止になるうえ、ハムやチーズとの食感や風味の違いを楽しめます。シナモン風味の紅茶とも相性◎。

総カロリー：483㎉　たんぱく質：25.8ｇ
脂質：18.5ｇ　炭水化物：61.3ｇ　野菜量：161ｇ

3日目

1日の総カロリー：1500㎉

たんぱく質：78.3ｇ
脂質：50.9ｇ
炭水化物：197.9ｇ
野菜量：658ｇ

ハムきゅうりチーズサンド

0000　2646

〈1人分〉
全粒粉食パン（8枚切り・P19）**…2枚**
きゅうり…1/2本
マヨネーズ
（カロリー50%カットのもの）**…小さじ2**
カッテージチーズ…50g
ロースハム…2枚

1　きゅうりは長さを半分に切り、縦薄切りにする。食パンは2枚重ねてオーブントースターで2〜3分焼く。

2　食パンの焼き色がついた面を下にして置き、上面にマヨネーズを塗る。食パン1枚にカッテージチーズを広げ、きゅうりとハムを順に重ね、もう1枚のパンではさむ。ラップで包み、重しをして5分おいて落ち着かせ、縦3等分に切る。

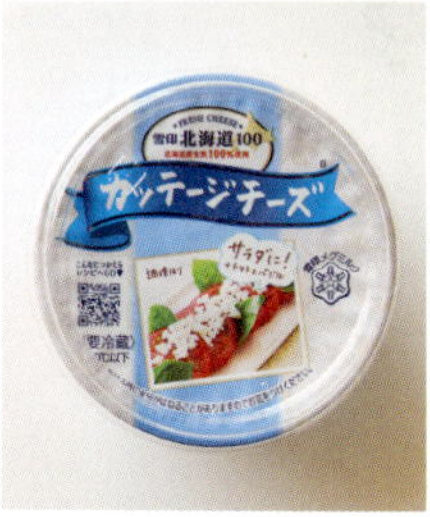

カッテージチーズは、牛乳から乳脂肪分を除いて作るため、脂質が少なく、たんぱく質やカルシウムが豊富。ダイエット中はクリームチーズ代わりに使うと便利。

ミルクシナモン紅茶

0000　2653

〈1人分〉
紅茶ティーバッグ…1袋
低脂肪牛乳…100㎖
シナモンパウダー…少々

1　耐熱のカップに水50㎖を注ぎ、ティーバッグを入れ、600Wの電子レンジで20秒加熱する。

2　牛乳を注ぎ、600Wの電子レンジでさらに1分加熱する。ティーバッグを取り除き、シナモンパウダーをふる。

Memo
☑ 食物繊維を含む全粒粉やライ麦入りパンをトーストすることで香ばしさを加えました。
☑ カロリーがプロセスチーズの1/3で、低脂質なカッテージチーズを使います。
☑ 紅茶に加えたシナモンの甘い香りでリラックスできます。

3日目

昼食

甘辛味の豚肉とエリンギのしょうが焼きを、たっぷりのみずみずしいキャベツとともに。豚肉に下味をつけ、片栗粉をまぶすことで、旨味をキープします。

総カロリー：499㎉　たんぱく質：26.9ｇ
脂質：13.5ｇ　炭水化物：70.6ｇ　野菜量：252ｇ

豚肉とエリンギのしょうが焼き

〈1人分〉
豚もも薄切り肉…80g
下味
しょうゆ…小さじ1/2
片栗粉…小さじ1
エリンギ…1本(50g)
玉ねぎの薄切り…1/4個分
ごま油…小さじ1
合わせ調味料
みりん…大さじ1/2
砂糖…小さじ1/2
しょうゆ…小さじ1
おろししょうが(チューブ)…6㎝
キャベツのせん切り…50g

1　エリンギは長さを半分に切り、縦5㎜幅に切る。

2　豚肉は5㎝長さに切り、下味のしょうゆを揉み込み、片栗粉をまぶす。

3　フライパンにごま油を入れて中火で熱し、玉ねぎとエリンギを入れて炒める。玉ねぎが透き通ったら、豚肉を加えて炒め合わせ、合わせ調味料を加えてからめる。器に盛り、キャベツのせん切りを添える。

Memo
- 脂身の少ない豚もも肉と、肉のような歯応えのあるエリンギを合わせました。
- せん切りキャベツは、マヨネーズやドレッシングを使わず、肉汁をからめて食べます。

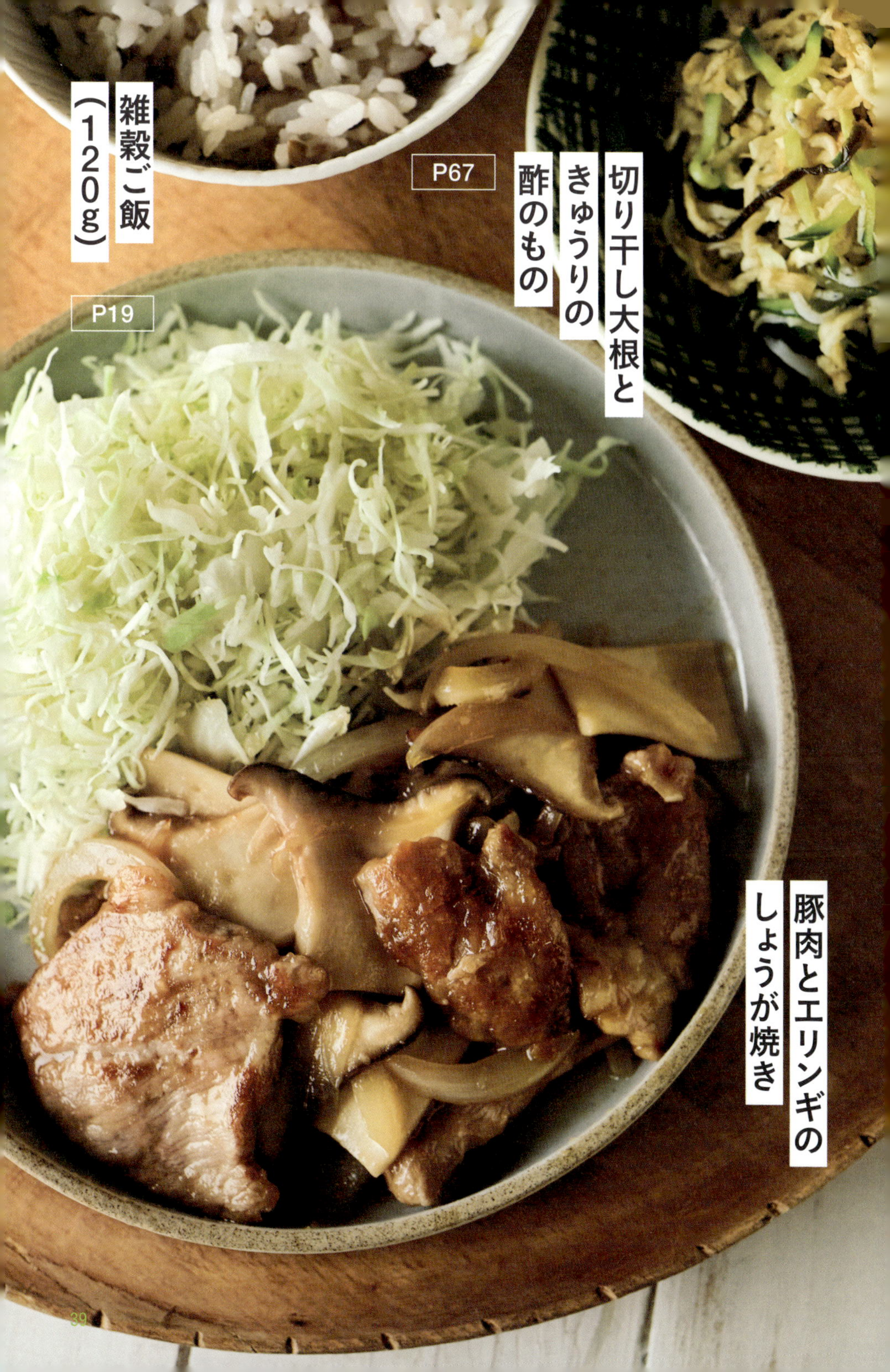

切り干し大根ときゅうりの酢のもの

P67

雑穀ご飯（120g）

P19

豚肉とエリンギのしょうが焼き

3日目

夕食

パプリカを蒸し焼きにし、甘みを引き出してから牛肉と炒め合わせる、しっかりした味わいの炒めもの。ごま油風味の豆苗ナムルとも相性抜群です。

総カロリー：518㎉　たんぱく質：25.6ｇ
脂質：18.9ｇ　炭水化物：66.0ｇ
野菜量：245ｇ

牛肉と赤パプリカの炒めもの

0000　2684

〈1人分〉
牛もも焼肉用肉 … 80g
玉ねぎ … 1/4個
赤パプリカ … 1個
ごま油 … 小さじ1
合わせ調味料
- **おろしにんにく（チューブ）… 2㎝**
- **味噌 … 小さじ2**
- **砂糖 … 小さじ1**
- **顆粒鶏ガラスープの素 … 小さじ1/4**
- **水 … 大さじ1**

水溶き片栗粉
- **片栗粉 … 小さじ1**
- **水 … 小さじ2**

1　玉ねぎは食べやすい大きさのくし形に切り、パプリカは一口大の乱切りにする。牛肉はパプリカと同じくらいの大きさに切る。

2　フライパンにごま油を中火で熱し、玉ねぎとパプリカを入れる。油がまわったらふたをして、全体に火が通るまで1分蒸し焼きにする。

3　ふたを取り、牛肉を加えて炒め、肉の色が変わったら、合わせ調味料を加えて混ぜる。水溶き片栗粉を加えてさっと混ぜ、とろみをつける。

豆苗ナムル

0000　2691

〈1人分〉
豆苗 … 1/2パック（正味60g）
A
- **おろしにんにく（チューブ）… 2㎝**
- **顆粒鶏ガラスープの素 … 小さじ1/2**
- **ごま油 … 小さじ1/2**
- **白いりごま … 少々**

1　豆苗は長さを3等分に切る。耐熱容器に入れ、ラップをかけて600Wの電子レンジで2分加熱する。

2　耐熱容器を取り出してラップを外し、粗熱を取って水けをきる。**A**を加えてよくあえる。

Memo
- ☑ 牛肉は脂肪の少ない赤身のもも肉を使用。ビタミンCが多い赤パプリカと合わせました。
- ☑ 豆苗はお肌や粘膜を保護するビタミンAや抗酸化、ストレスに対応するビタミンCが豊富。ダイエットに取り入れたい野菜の一つです。

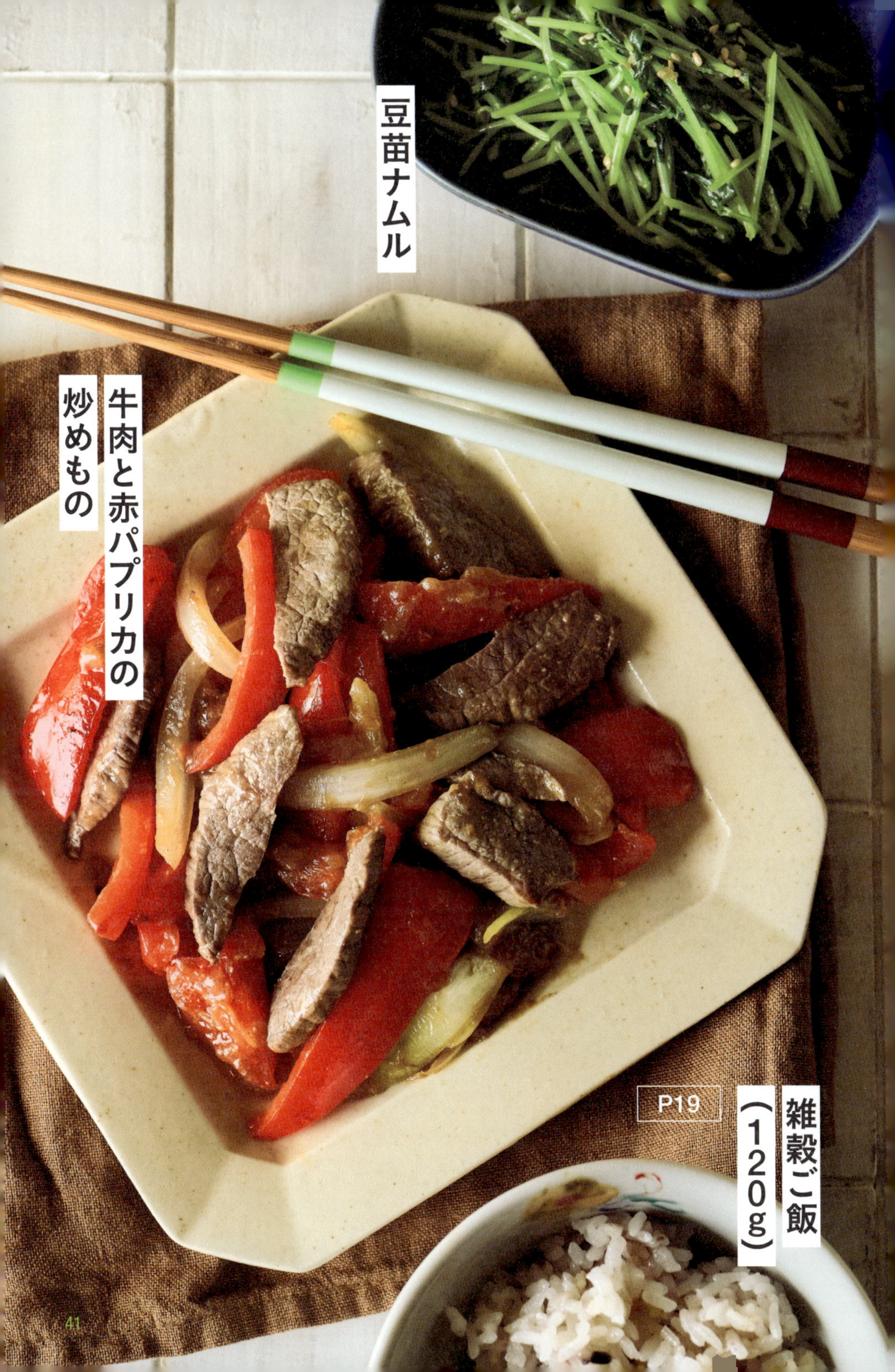
豆苗ナムル
牛肉と赤パプリカの炒めもの
雑穀ご飯（120g）
P19

4日目

1日の総カロリー：1508kcal

たんぱく質：86.2g
脂質：52.7g
炭水化物：186.8g
野菜量：546g

朝食

朝食の定番、卵焼きは卵を2個使い、ボリューム増。独特の香ばしさがあり、カルシウムたっぷりの桜えびを加え、噛み応えも味わいもアップしています。

総カロリー：532kcal　たんぱく質：27.9g
脂質：17.2g　炭水化物：70.3g　野菜量：161g

桜えび入り卵焼き

0000　2707

〈1人分〉
卵…2個
A
しょうゆ…小さじ1/2
砂糖…小さじ1
水…大さじ2
桜えび（素干し）**…5g**
小ねぎの小口切り…大さじ1(5g)
ごま油…小さじ1

1　ボウルに卵を割りほぐし、**A**を加えてよく混ぜる。桜えびと小ねぎを加えてさっと混ぜる。

2　フライパンにごま油を入れて中火にかける。1の1/3量を流し入れ、卵液がかたまりはじめたら、手前から奥に向かって巻く。同様にして2回くり返し、焼き上げる。取り出して食べやすく切る。

オクラの即席味噌汁

0000　2714

〈1人分〉
冷凍オクラ
（スライスタイプ・室温で解凍したもの）**…30g**
カットわかめ…1g
削りがつお…小1/2パック(1.5g)
味噌…小さじ1

器にすべての材料を入れる。熱湯120mℓを注ぎ、よく混ぜる。

Memo
- 朝食の温かい味噌汁は、体温を上げ、消化を助ける効果もあります。
- みかんの代わりにオレンジやりんご1/2個を食べてもOK。

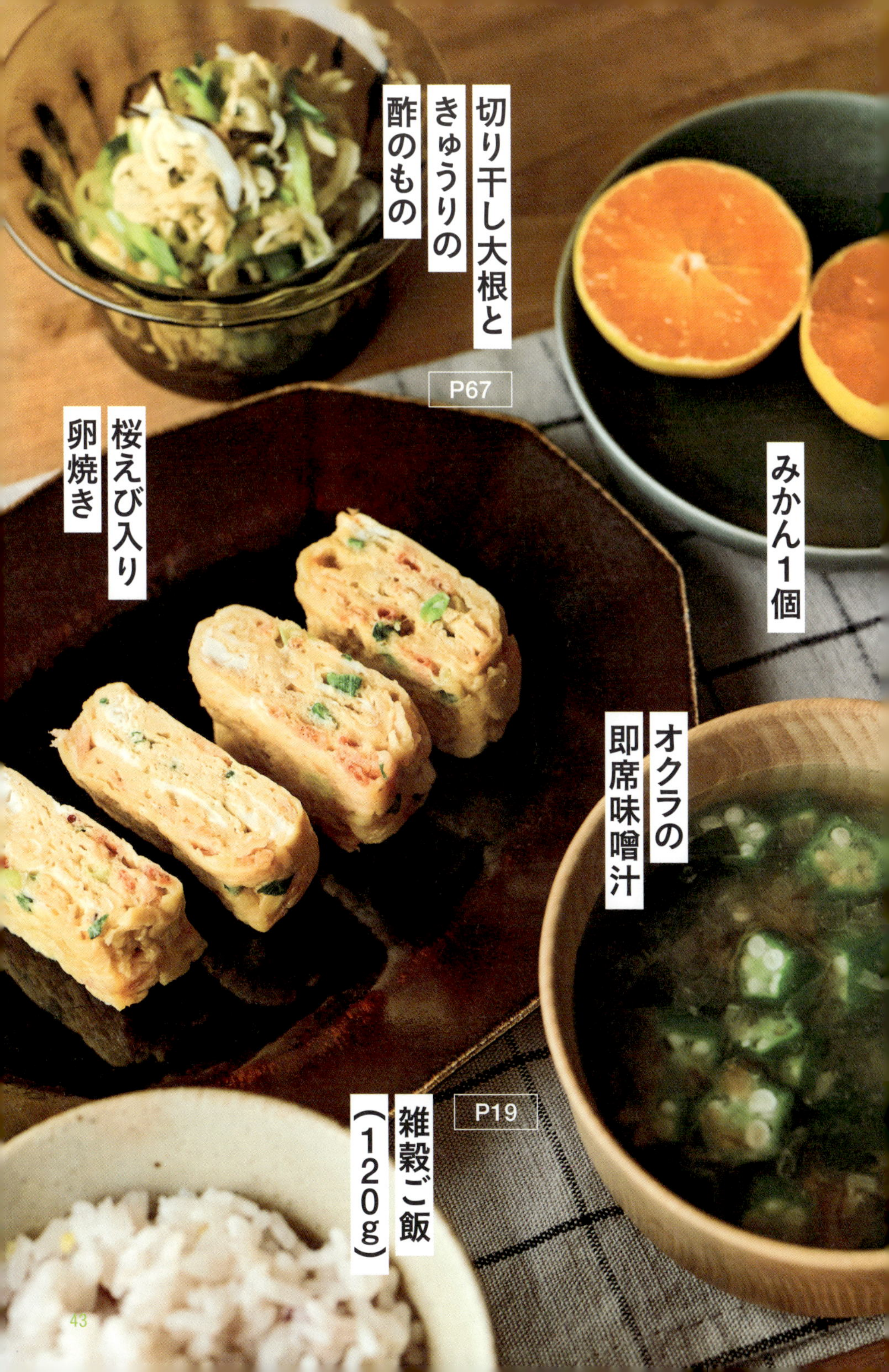
切り干し大根ときゅうりの酢のもの
P67
みかん1個
桜えび入り卵焼き
オクラの即席味噌汁
P19
雑穀ご飯（120g）

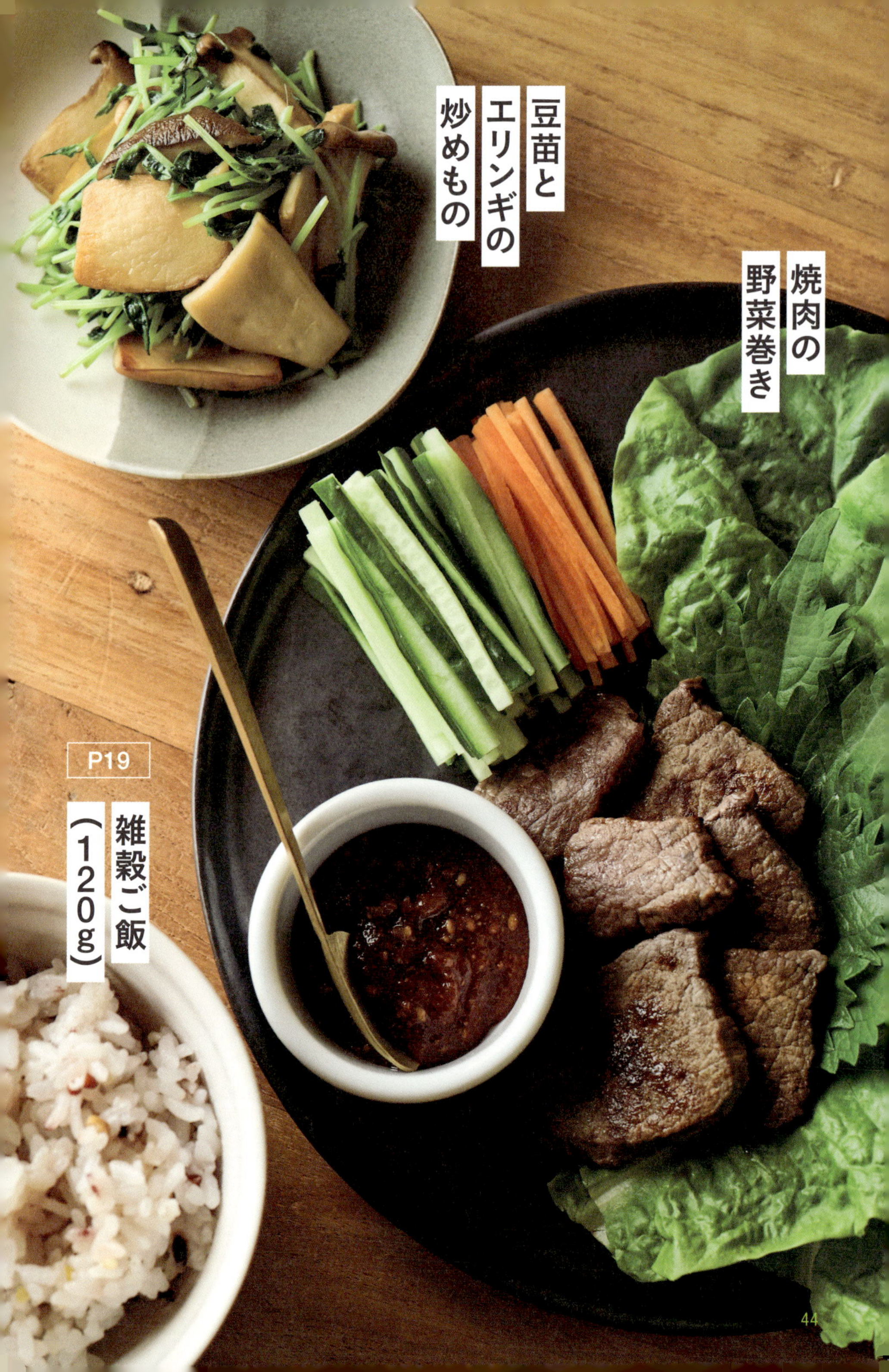
豆苗とエリンギの炒めもの
焼肉の野菜巻き
P19
雑穀ご飯（120g）

4日目

昼食

野菜で牛肉を巻き、味噌だれをつけて食べる韓国料理スタイルは、楽しくしっかり野菜がとれます。骨の健康を助けるビタミンKが豊富な豆苗はさっと炒め、食感よく仕上げます。

総カロリー：466㎉　たんぱく質：25.6ｇ
脂質：17.5ｇ　炭水化物：55.4ｇ　野菜量：175ｇ

焼肉の野菜巻き

0000　2738

〈１人分〉
牛もも焼肉用肉 … 5～6枚（80g）
下味
塩 … ひとつまみ
こしょう … 少々
たれ
コチュジャン … 小さじ1/2
はちみつ … 小さじ1/2
味噌 … 小さじ1
白すりごま … 小さじ1
おろしにんにく（チューブ）… 2㎝
サンチュ … 5～6枚
きゅうりのせん切り … 1/3本分
にんじんのせん切り … 10g
青じそ … 4枚

1　牛肉に下味をふる。フライパンを中火で熱し、牛肉を入れて焼き色がつくまで両面を焼く。

2　器に1を盛り、サンチュ、きゅうり、にんじん、青じそを添える。

3　たれの材料を混ぜ、別の器に入れる。サンチュや青じそに肉、きゅうりやにんじんをのせ、たれをかけ、巻いて食べる。

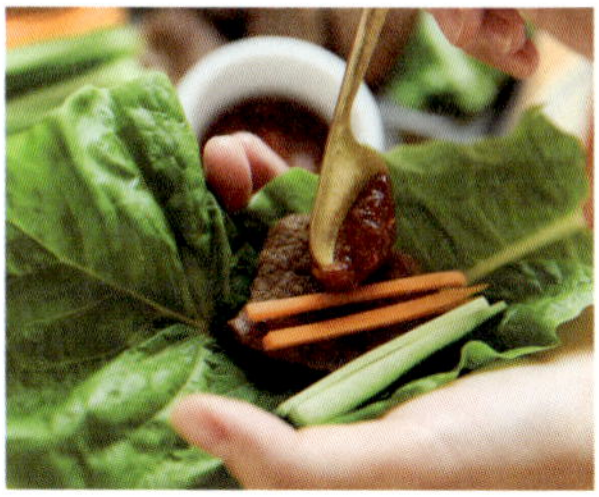

サンチュや青じそで焼肉を巻いて食べる。韓国風のコチュジャン入りの甘辛いたれはご飯にも合う。

豆苗とエリンギの炒めもの

0000　2745

〈１人分〉
豆苗 … 1/2パック（正味60g）
エリンギ … 1本（50g）
ごま油 … 小さじ1
A
顆粒鶏ガラスープの素 … 小さじ1/2
しょうゆ … 小さじ1/3

1　豆苗は長さを3等分に切る。エリンギは横半分に切り、縦5㎜幅に切る。

2　フライパンにごま油を入れて中火で熱し、エリンギを入れて炒める。しんなりしたら豆苗を加え、さっと炒め合わせたら、Aを加えて混ぜる。

Memo
☑ 牛もも肉に含まれる亜鉛は、お肌や粘膜の健康を保ちます。
☑ サンチュをレタスに替えたり、青じそはえごまの葉にしてもOK。

4日目 夕食

市販のルーを使わなくても簡単に作れるクリームシチューは、皮を取り除いた鶏もも肉と小松菜がたっぷり。ボリュームがありながら軽やかでやさしい味です。

総カロリー：510kcal　たんぱく質：32.7g
脂質：18.0g　炭水化物：61.1g　野菜量：210g

鶏ももと小松菜のクリームシチュー

〈1人分〉
鶏もも肉（皮なし）… 1/2枚（125g）
下味
- 塩 … ひとつまみ
- こしょう … 少々
- 片栗粉 … 小さじ1

小松菜 … 1/2束
玉ねぎ… 1/4個
有塩バター … 10g
顆粒コンソメ … 小さじ1/2
低脂肪牛乳 … 50mℓ
塩 … ひとつまみ
水溶き片栗粉
- 片栗粉 … 小さじ1
- 水 … 小さじ2

1　小松菜は5cm長さに、玉ねぎは縦5mm幅に切る。鶏肉は一口大に切り、下味をまぶす。

2　フライパンにバターを入れて中火で溶かし、鶏肉を入れて焼く。両面がこんがりとしたら、小松菜と玉ねぎを加えて炒め合わせる。水100mℓとコンソメを加えてふたをし、火が通るまで2分30秒ほど煮る。

3　牛乳を加えて沸騰直前まで温め、塩で味をととのえる。水溶き片栗粉を加えてさっと混ぜ、とろみをつける。

Memo
- □ 低脂肪牛乳は、生乳から乳脂肪分の一部を取り除いたもの。たんぱく質やカルシウムはそのままに、カロリーと脂質が抑えられています。
- □ 小松菜はビタミンC、ビタミンA、鉄、カルシウムを含む優秀野菜です。

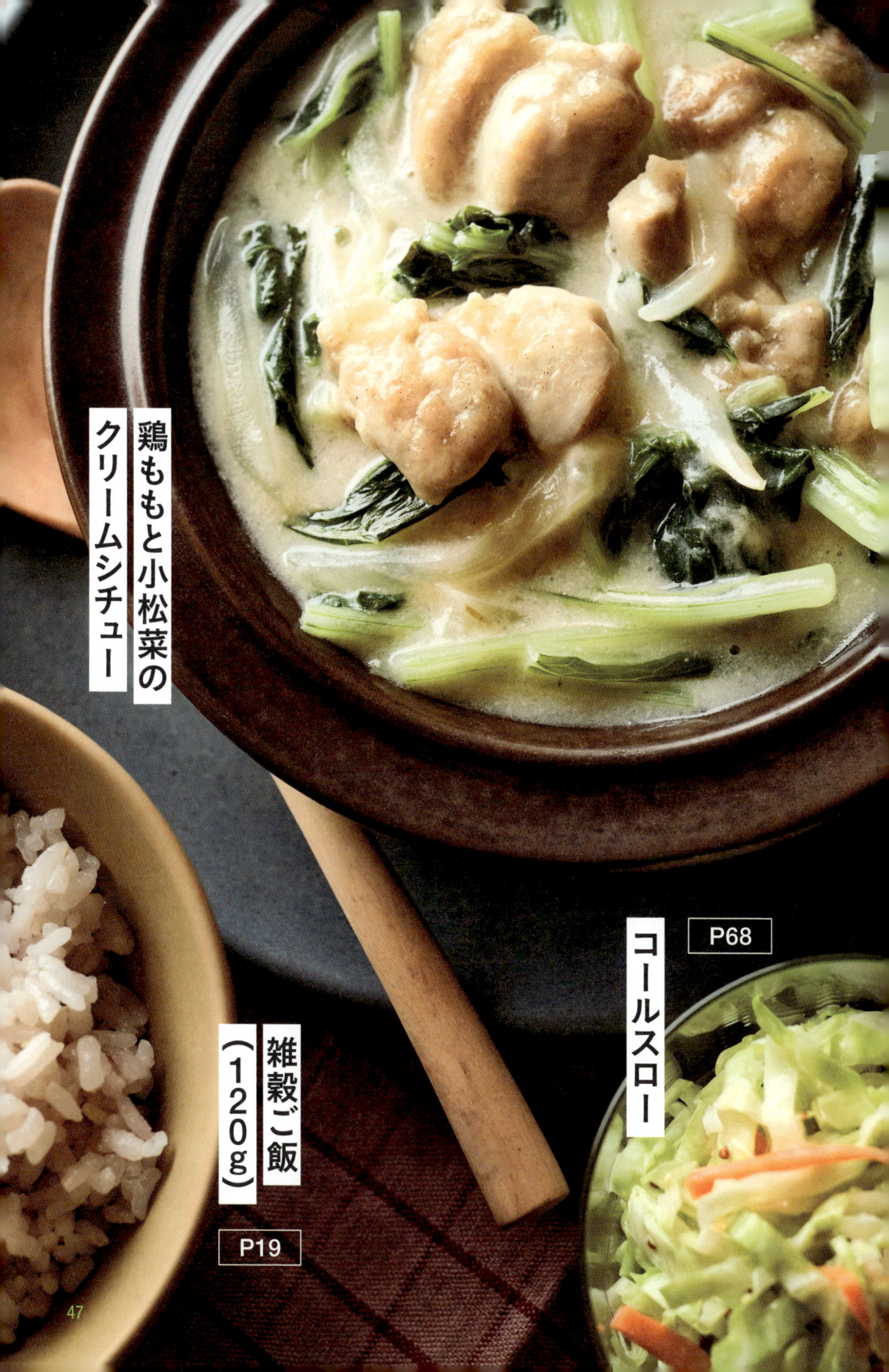

鶏ももと小松菜のクリームシチュー

コールスロー

P68

雑穀ご飯（120g）

P19

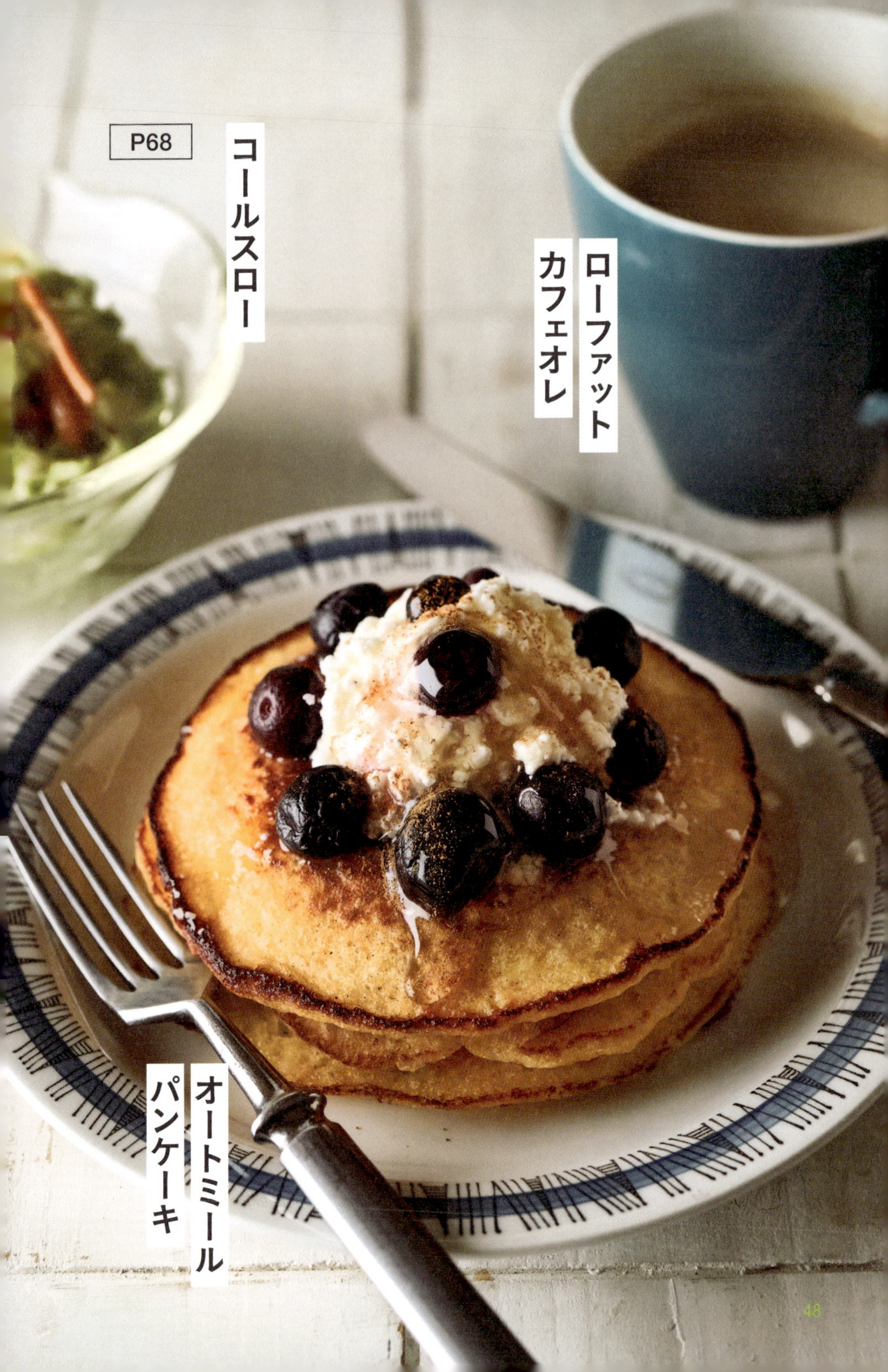
ローファット
カフェオレ
コールスロー
P68
オートミール
パンケーキ

5日目

1日の総カロリー：1571kcal

たんぱく質：83.6g
脂質：62.6g
炭水化物：190.5g
野菜量：448g

朝食

小麦粉を使わず、食物繊維が豊富なオートミールで作ったパンケーキは、独特の食感を楽しめて罪悪感なし。カッテージチーズやはちみつをかけ、低脂肪でもリッチな味わいに。

総カロリー：576kcal　たんぱく質：26.8g
脂質：21.9g　炭水化物：76.1g
野菜量：77g

オートミールパンケーキ

0000 2776

〈1人分〉

オートミール（細かく砕いてあるもの）**… 40g**
低脂肪牛乳 … 50mℓ
A
はちみつ … 小さじ2
プレーンヨーグルト（低脂肪）**… 大さじ2**
卵 … 1個
ベーキングパウダー … 小さじ1
有塩バター … 10g
トッピング
カッテージチーズ … 25g
冷凍ブルーベリー（室温で解凍したもの）**… 10粒**
はちみつ … 小さじ2
シナモンパウダー … 少々

1　ボウルにオートミールと牛乳を入れ、10分ほどおいてオートミールをふやかす。**A**を加え、泡立て器で粘りけが出るまでしっかり混ぜる。ベーキングパウダーを加えてさらに混ぜ合わせる。

2　フライパンにバターを入れて中火で溶かし、1を1/3量ずつ注ぎ、丸く成形する（一度に入らなければ数回に分けて焼く）。焼きかたまったら弱火にし、ふたをして2～3分蒸し焼きにする。表面に気泡が出てきたら裏返し、同様に焼く。

3　器に盛り、トッピングのカッテージチーズ、ブルーベリーをのせ、はちみつをかけ、シナモンをふる。

ローファットカフェオレ

0000 2783

〈1人分〉

インスタントコーヒー … 小さじ1
低脂肪牛乳 … 150mℓ

耐熱のカップに牛乳を注ぎ、インスタントコーヒーを加えて、600Wの電子レンジで1分～1分30秒加熱する。よく混ぜてコーヒーを溶かす。

Memo

☑ 小麦粉の代わりにオートミールを使うことで、カロリーを抑えつつ、食物繊維をとることができます。
☑ シナモンは、少ない糖分でも甘く感じさせる効果があります。
☑ カフェオレに甘みが欲しい時は、はちみつ小さじ1までなら入れてもOK。

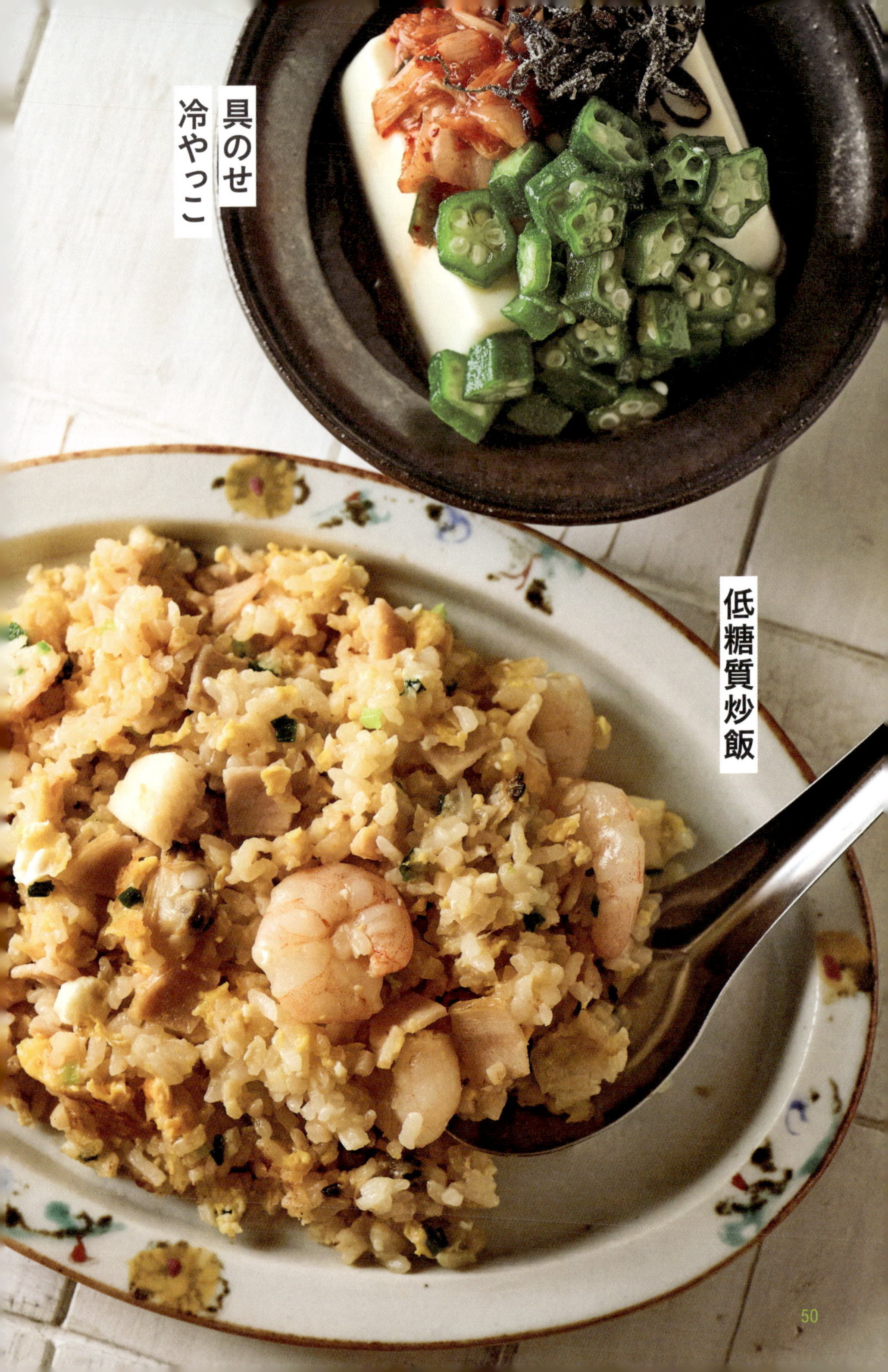
具のせ冷やっこ
低糖質炒飯

5日目 昼食

シーフードミックスやハムを使い、油控えめ＆少ない調味料で風味豊かに仕上げた炒飯。カリフラワーでご飯の量をかさ増しし、冷やっこを加えることで食べ応えがアップします。

総カロリー：524㎉　たんぱく質：33.7ｇ
脂質：20.8ｇ　炭水化物：56.4ｇ　野菜量：112ｇ

低糖質炒飯

0000　2790

〈１人分〉
ロースハム…２枚
冷凍シーフードミックス…60g
溶き卵…１個分
冷凍カリフラワーライス（P19）**…50g**
小ねぎの小口切り…大さじ２（10g）
温かいご飯…120g
A
｜顆粒鶏ガラスープの素…小さじ1/2
｜しょうゆ…小さじ1/2
ごま油…小さじ１

1　ハムは1㎝四方に切る。

2　フライパンにごま油を中火で熱し、卵を流し入れ、菜箸でほぐすように混ぜて炒り卵を作り、いったん取り出す。

3　同じフライパンにシーフードミックスとカリフラワーライスを凍ったまま入れ、ふたをして中火にかけ、２分温めて解凍する。ご飯、小ねぎ、1のハム、2の炒り卵、Aを加えて、全体を炒め合わせる。

具のせ冷やっこ

0000　2806

〈１人分〉
絹ごし豆腐…1/2丁（150g）
冷凍オクラ
（スライスタイプ・室温で解凍したもの）**…30g**
白菜キムチ…15g
塩昆布…3g
ごま油…小さじ1/2

器に豆腐を盛り、オクラ、キムチ、塩昆布をのせ、香りづけにごま油をたらす。具を混ぜながら食べる。

Memo
☑ 炒飯やカレーなど、ご飯をたっぷり食べたい時は、冷凍カリフラワーライスを混ぜます。
☑ 豆腐は1/2丁で8.0ｇのたんぱく質がとれる優秀食材。
☑ キムチや塩昆布などをトッピングし、その塩分で食べます。

カロリーオフの
えのき入りハンバーグ

5日目

夕食

えのき入りで歯触りが楽しいハンバーグは、大根おろしや青じそをのせればさっぱりとジューシーに食べられます。大根おろしと一緒に食べることで消化吸収も助けます。

総カロリー：471kcal　たんぱく質：23.1g
脂質：19.9g　炭水化物：58.0g
野菜量：259g

〈1人分〉
豚ひき肉…80g
A
- 塩…ひとつまみ
- こしょう…少々
- オートミール（細かく砕いてあるもの）…大さじ1

えのきたけ…70g
オリーブオイル…小さじ1
小松菜…80g
にんじんのせん切り…10g
塩…ひとつまみ
大根おろし…30g
青じそのせん切り…1枚分
たれ
- 麺つゆ（3倍濃縮）…小さじ1/2
- 酢…小さじ1/2

1　えのきたけはみじん切りにする。小松菜は5cm長さに切る。

2　ボウルに豚ひき肉とAを入れて、粘りけが出るまでよく練る。えのきたけを加えてさらに混ぜ、平たい丸形に成形する。

3　フライパンにオリーブオイルを入れて中火にかけ、2を入れて焼く。焼き色がついたら裏返し、あいたところに小松菜とにんじんを入れて塩をふり、4分ほど炒め、先に取り出す。ハンバーグはふたをしてさらに6〜7分蒸し焼きにする。

4　器にハンバーグを盛り、小松菜とにんじんを添える。ハンバーグに大根おろし、青じそをのせ、たれの材料を混ぜてかける。

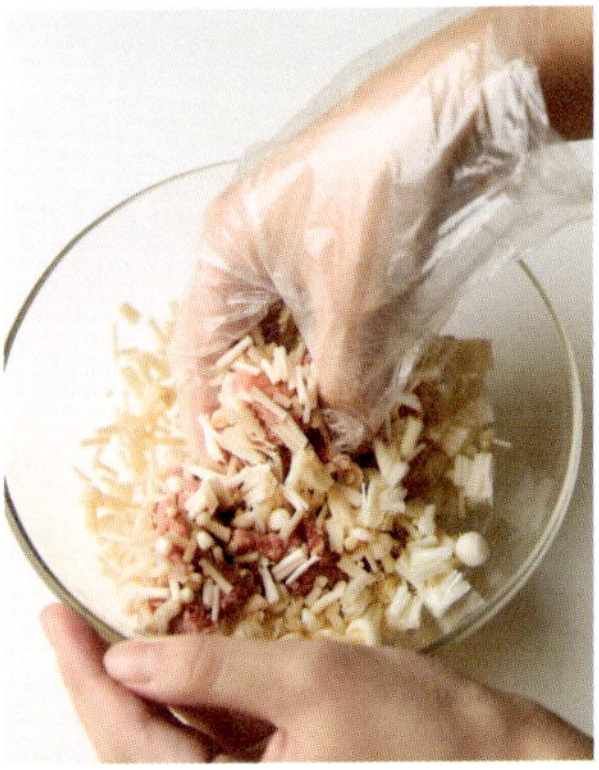

ひき肉に、細かく刻んだえのきたけを混ぜてかさ増し。旨味があり、粘りも出るので、違和感はほとんどない。しっかり混ぜるのがコツ。

Memo
☑ 豚ひき肉にえのきたけを混ぜることで、食感をよくしながらカロリーダウン。
☑ つなぎにはパン粉でなくオートミールを使い、糖質を控えめにしました。

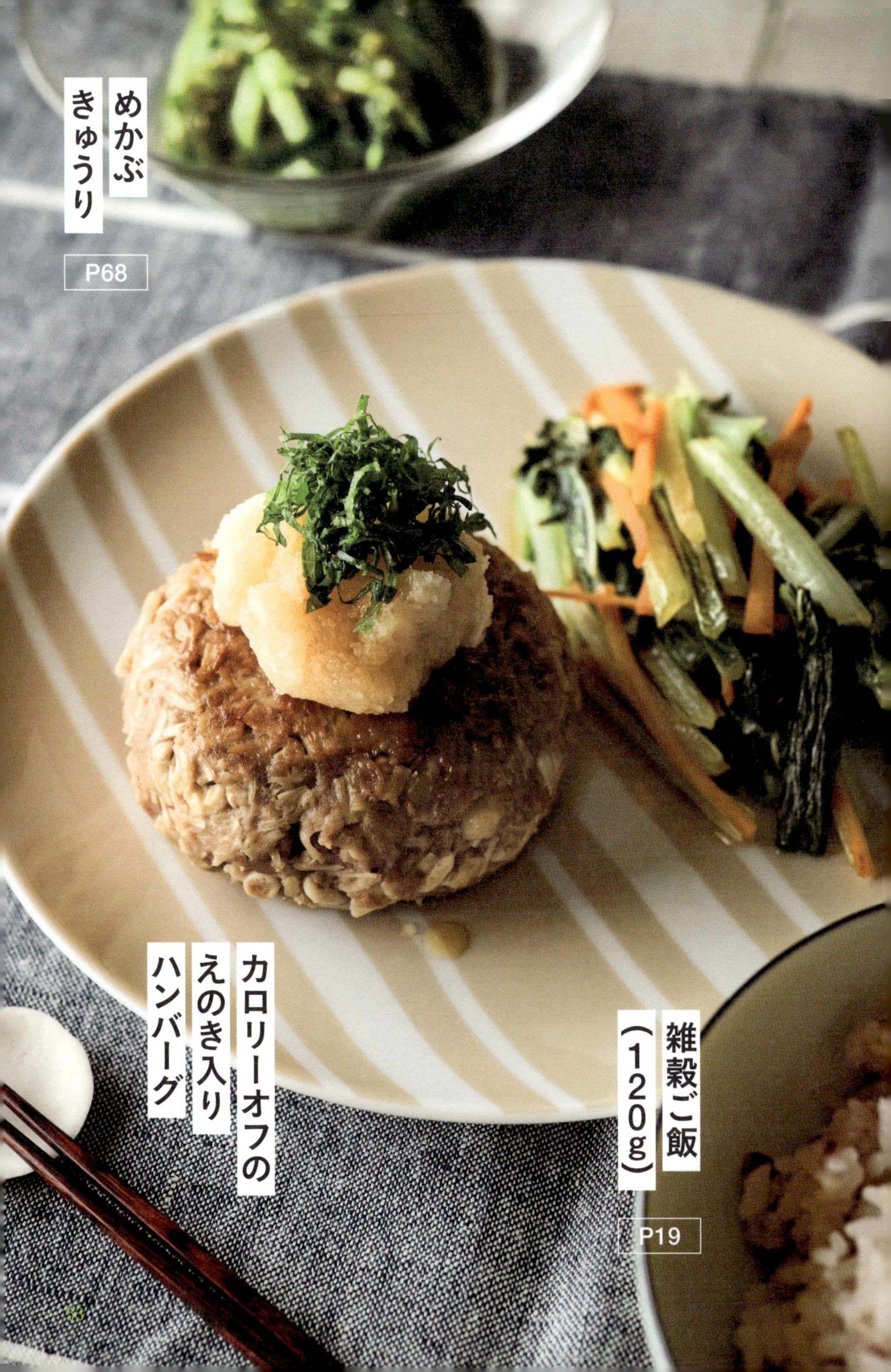
めかぶきゅうり
P68
カロリーオフのえのき入りハンバーグ
雑穀ご飯（120g）
P19

朝食

たっぷりの野菜と鯖缶の豊かな味わいが楽しめる具だくさん汁。調理に手間がかかる魚は、缶詰を利用すると手軽。納豆に切り干し大根を加え、噛み応えもよくします。

総カロリー：527㎉　たんぱく質：28.1ｇ
脂質：16.0ｇ　炭水化物：74.1ｇ　野菜量：273ｇ

6日目

1日の総カロリー：1307㎉

たんぱく質：78.6ｇ
脂質：44.4ｇ
炭水化物：162.0ｇ
野菜量：553ｇ

鯖缶のおかず味噌汁

0000　2837

〈１人分〉
鯖水煮缶（汁少々も含む）… 1/3 缶（63g）
にんじん … 2㎝（20g）
玉ねぎ … 1/8 個
じゃがいも … 小１個（80g）
ごま油 … 小さじ１
味噌 … 小さじ１
七味唐辛子 … 適量

1　にんじんは薄いいちょう切り、玉ねぎは食べやすい大きさのくし形切りにする。じゃがいもは８㎜厚さのいちょう切りにする。

2　鍋にごま油を入れて中火にかける。にんじん、玉ねぎ、じゃがいもを順に加え、そのつどさっと炒める。全体に油がまわったら、水 150㎖、鯖缶を缶汁ごと加え、ふたをしてじゃがいもがやわらかくなるまで5分ほど煮る。味噌を加えて溶かし、沸騰する直前に火を止める。器に盛り、七味唐辛子をふる。

切り干し納豆

0000　2844

〈１人分〉
納豆 … 小１パック（30g）
切り干し大根…10g
A
　削りがつお … 小 1/2 パック（1.5g）
　小ねぎの小口切り … 大さじ１（5g）
　納豆に付属のたれ … １袋
　納豆に付属のからし … １袋

1　切り干し大根は洗って水けを絞り、粗みじん切りにする。

2　納豆を粘りが出るまでしっかり混ぜる。1、A を加えてよく混ぜる。

Memo
☐ 味噌汁の具の野菜は最初にごま油で炒めることで、コクが増します。
☐ 副菜の納豆と切り干し大根の食物繊維が、朝からお腹の調子を整えてくれます。

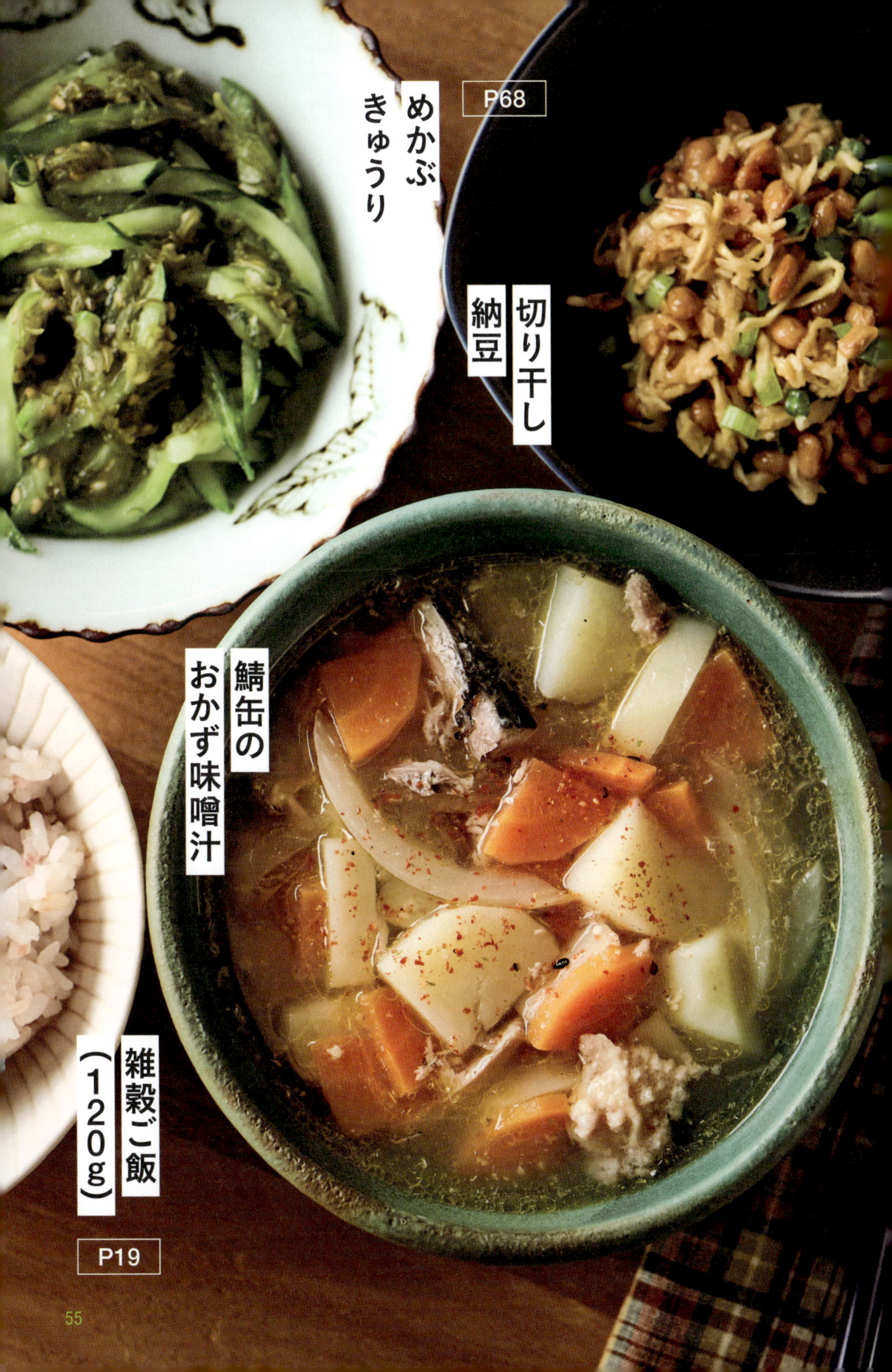

めかぶ
きゅうり
P68
切り干し
納豆
鯖缶の
おかず味噌汁
雑穀ご飯
（120g）
P19

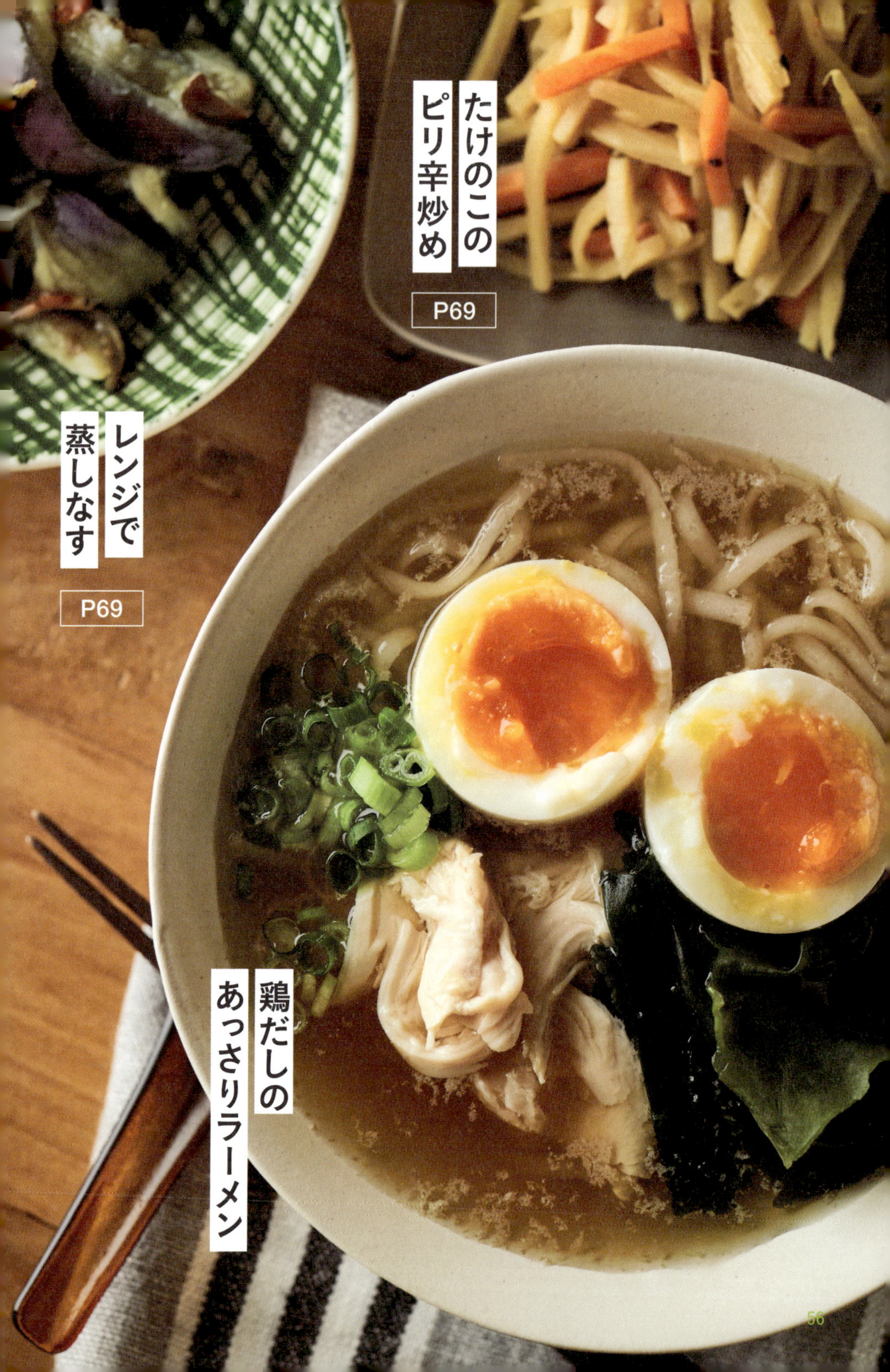

たけのこのピリ辛炒め

P69

レンジで蒸しなす

P69

鶏だしのあっさりラーメン

6日目

昼食

ラーメンが食べたいけれど糖質が気になるという時には、市販の糖質カット麺を。ダイエット時でもラーメンを食べられます。ゆで卵や鶏ささ身を加えて、たんぱく質もプラス。

総カロリー：233kcal たんぱく質：23.4g
脂質：8.9g 炭水化物：18.7g 野菜量：133g

鶏だしのあっさりラーメン

0000 2851

〈1人分〉
糖質カット麺（市販品）…1袋(180g)
鶏ささ身…1本(50g)
スープ
- **顆粒鶏ガラスープの素**…小さじ1
- **酒**…小さじ2
- **おろししょうが**（チューブ）…2cm
- **水**…180mℓ

しょうゆ…小さじ1
トッピング
- **ゆで卵**（横半分に切ったもの）…1個分
- **カットわかめ**…1g
- **小ねぎの小口切り**…大さじ1(5g)

1 トッピングのわかめは水につけて戻す。

2 鍋にスープの材料を入れ、強火にかける。沸騰したら、ささ身を切らずに入れてふたをし、火を止めて15分おく。ささ身を取り出して粗熱を取り、細かく裂く。

3 2のスープにしょうゆと糖質カット麺を入れて中火にかけ、袋の表示通りに煮る。

4 器に盛り、ささ身をのせ、トッピングのゆで卵、わかめ、小ねぎをのせる。

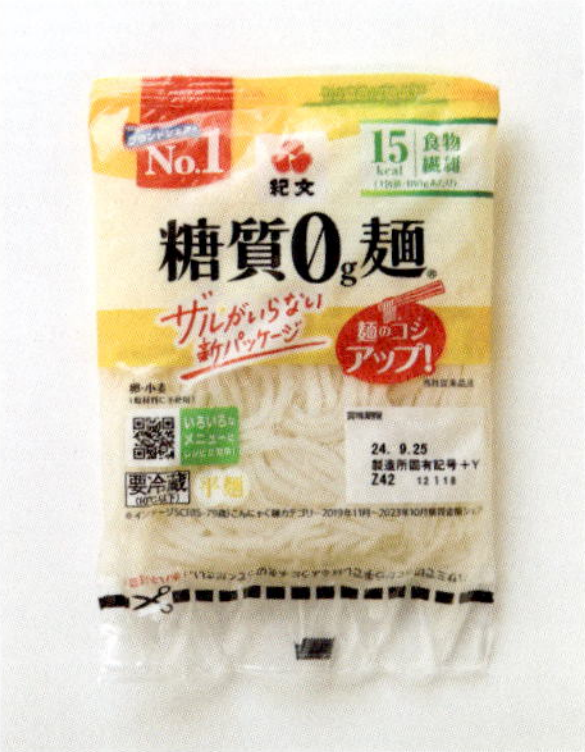

おからやこんにゃく、豆乳などから作られる糖質カット麺はさまざまなメーカーから発売されている。小麦粉で作られた通常の麺に比べ、カロリーや糖質が低い。

Memo
- ☑ 糖質やカロリーが低い分、たんぱく質のささ身を加え、腹持ちをよくします。
- ☑ ささ身は、余熱で仕上げるとしっとりおいしくなり、よいだしも取れます。

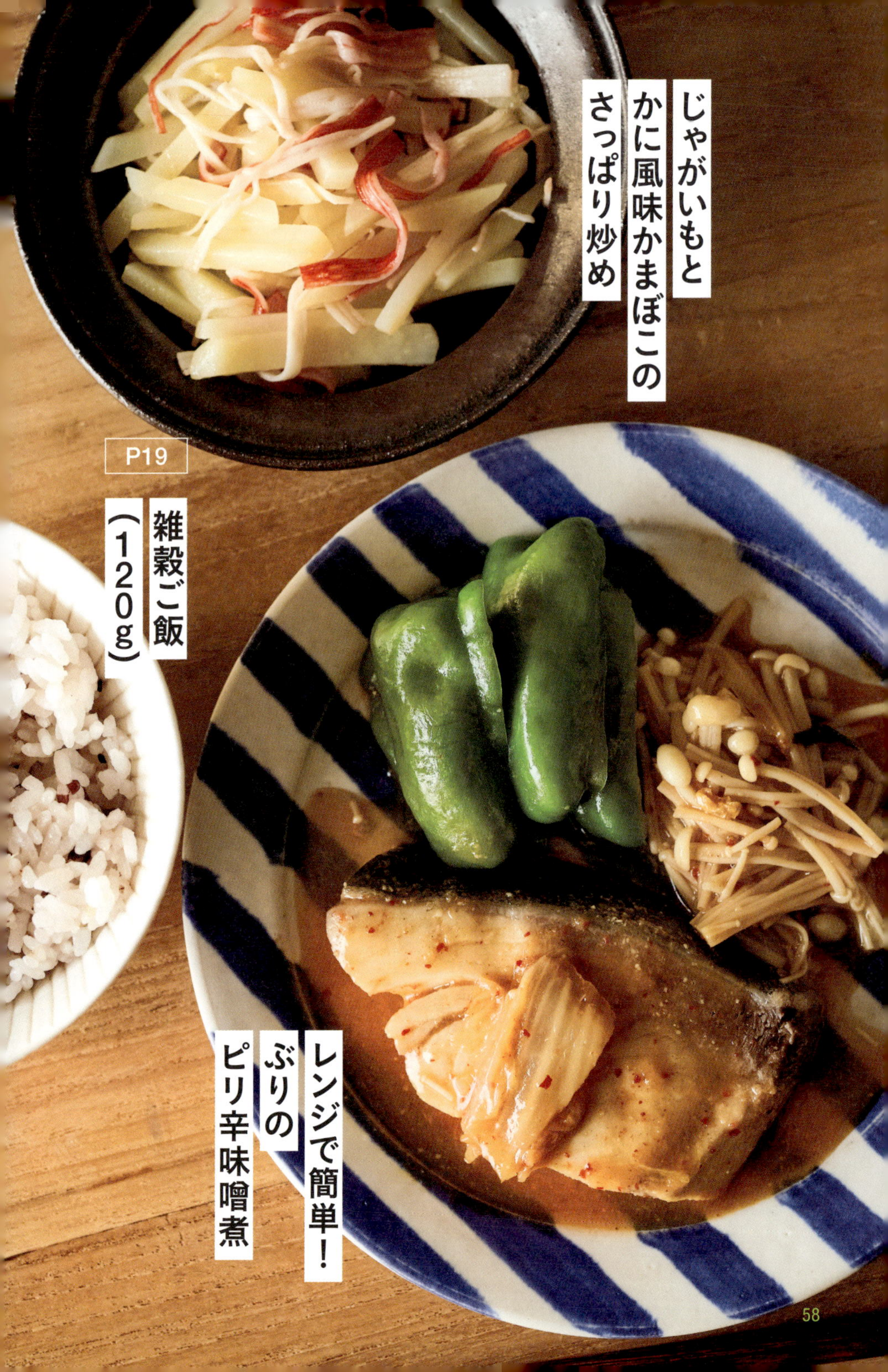

じゃがいもとかに風味かまぼこのさっぱり炒め

P19

雑穀ご飯（120g）

レンジで簡単！ぶりのピリ辛味噌煮

6日目　夕食

電子レンジで作る簡単煮魚は、韓国風のピリ辛味に。キムチや味噌の発酵の旨味がきいた深みのある味わいです。食感のよいじゃがいも炒めが箸休めになります。

総カロリー：547kcal　たんぱく質：27.1ｇ
脂質：19.5ｇ　炭水化物：69.2ｇ　野菜量：147ｇ

レンジで簡単！
ぶりのピリ辛味噌煮

0000　2899

〈１人分〉
ぶり…１切れ（80g）
えのきたけ…30g
ピーマン…１個
A
白菜キムチ…20g
酒…小さじ１
味噌…小さじ１
はちみつ…小さじ１
麺つゆ（3倍濃縮）…小さじ1/2
水…小さじ２

1　えのきたけは長さを半分に切り、ほぐす。ピーマンは縦４等分に切る。

2　**A**を耐熱容器に入れて混ぜ合わせ、ぶりを入れてからめる。あいたところにえのきたけ、ピーマンを入れる。

3　ラップをかけて600Wの電子レンジで１分30秒加熱し、いったん取り出して、ぶりを裏返す。さらに同様にして１分30秒加熱し、そのまま３分おいて余熱で火を通す。

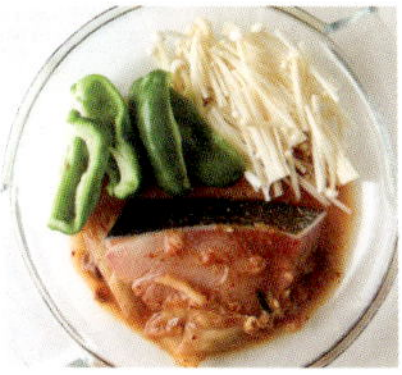

耐熱容器に切り身を入れて加熱することで、簡単に煮魚ができる。ちょうどよく熱が入るように、途中で取り出して裏返し、再度加熱する。

0000　2882

じゃがいもと
かに風味かまぼこの
さっぱり炒め

〈１人分〉
じゃがいも…小１個（80g）
かに風味かまぼこ…２本
ごま油…小さじ１
A
酒…小さじ２
酢…小さじ１
塩…ひとつまみ
こしょう…少々

1　じゃがいもは細切りにする。かに風味かまぼこは細かくほぐす。

2　フライパンにごま油を入れて中火で熱し、じゃがいもを入れてさっと炒める。かに風味かまぼこと**A**を加えてさっと炒め合わせ、水大さじ１を加えてふたをし、途中混ぜながら、２分蒸し焼きにする。

3　じゃがいもが透き通ったら、塩とこしょうで調味する。

Memo

☑ ぶりからは質のよい油として知られるDHA・EPAが、ピーマンからはビタミンCがとれます。
☑ かに風味かまぼこはたんぱく質を含み、脂質が少ない食材です。
☑ じゃがいもは炒める時に酢を加えると、粘りが出ず、シャキシャキした食感に仕上がります。

朝食

卵の黄色ときゅうりの緑が目にも鮮やかなオープンサンド。野菜の甘みを感じるスープは煮る前に野菜を炒めることで旨味が引き出され、かさも減り、野菜がたっぷりとれます。

総カロリー：519kcal たんぱく質：30.5g
脂質：19.5g 炭水化物：63.8g 野菜量：161g

7日目

1日の総カロリー：1454kcal

たんぱく質：83.1g
脂質：48.8g
炭水化物：190.1g
野菜量：518g

ツナたま オープンサンド

0000 2905

〈1人分〉
全粒粉食パン
(8枚切りを縦半分に切ったもの、P19)… **3切れ**
ツナ水煮缶(フレーク)… **小1缶(70g)**
A
- **マヨネーズ**(カロリー50%カットのもの)… **大さじ1**
- **こしょう … 少々**

ゆで卵 … 1個
きゅうり … 1/2本

1 きゅうりは長さを半分に切って、縦薄切りにする。ゆで卵は6等分の輪切りにする。食パンはオーブントースターでこんがりと焼く。

2 ツナ缶は缶汁をきり(スープに使うので取りおく)、**A**を混ぜる。

3 1の食パンに、きゅうりを並べ、2を広げてのせ、ゆで卵をのせる。

サラダのような 野菜スープ

0000 2912

〈1人分〉
玉ねぎ … 1/8個
にんじん … 2cm
キャベツ … 80g
オリーブオイル … 小さじ1
塩 … 少々
煮汁
- **顆粒コンソメ … 小さじ1**
- **こしょう … 少々**
- **ツナ缶の缶汁 … 小1缶分**
- **水 … 150mℓ**

粗挽き黒こしょう … 適量

1 玉ねぎ、にんじんは1cm角に切る。キャベツは1cm四方に切る。

2 鍋にオリーブオイルを入れて中火にかけ、1を入れて炒め、塩をふる。野菜がしんなりしたら煮汁を注ぎ、ふたをして弱火で5分煮る。器に盛り、こしょうをふる。

ブルーベリーヨーグルト

0000 2929

〈1人分〉
冷凍ブルーベリー …10粒
プレーンヨーグルト(低脂肪)… **100g**
はちみつ … 小さじ2

器にヨーグルトを入れ、ブルーベリーをのせ、はちみつをかける。

Memo
☑ パンは5枚切り1枚にしたり、フランスパンなど、好みのものでOK。
☑ マヨネーズはカロリーハーフタイプを使い、ツナの缶汁はスープに加えます。

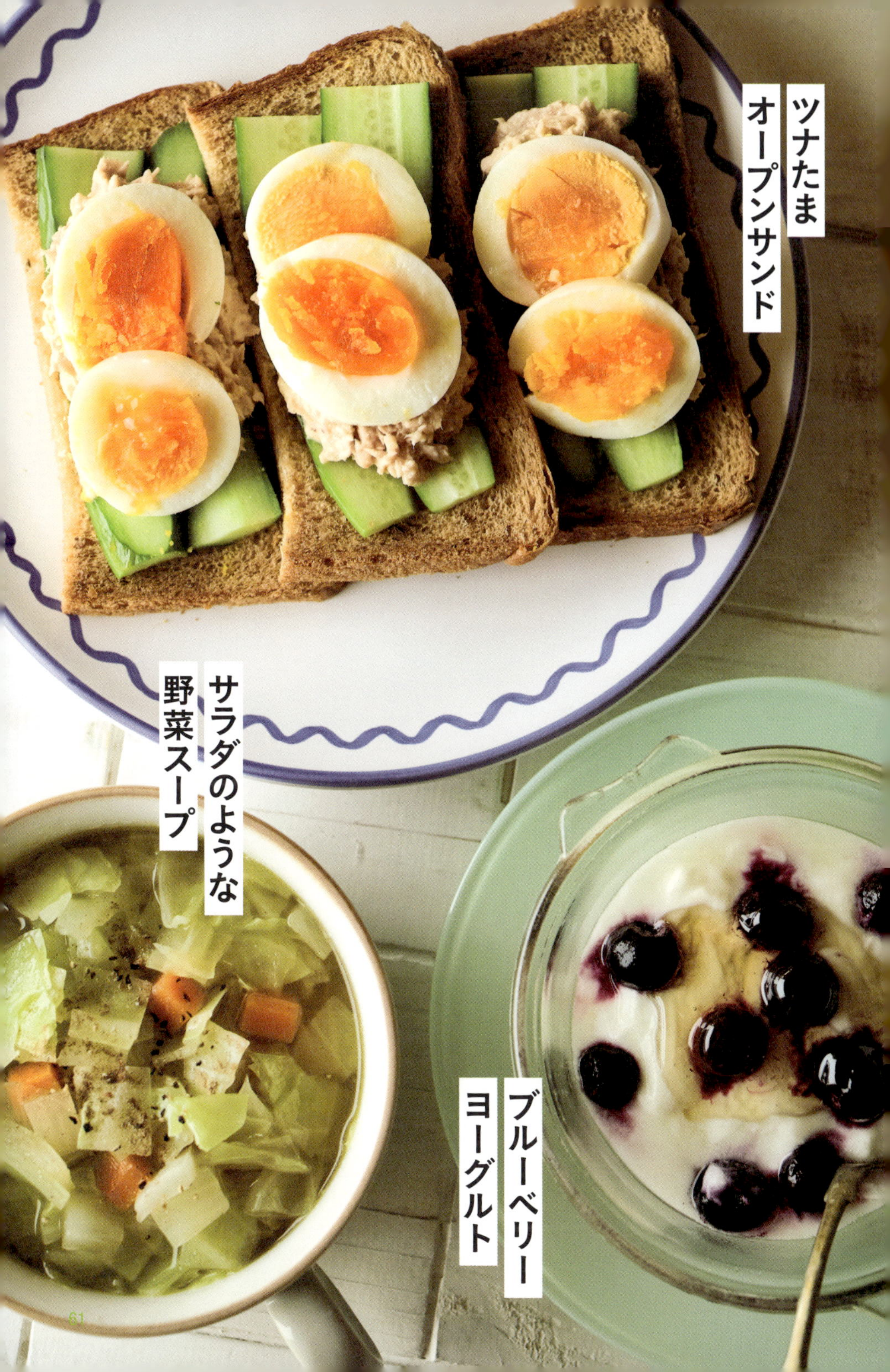
ツナたま
オープンサンド
サラダのような
野菜スープ
ブルーベリー
ヨーグルト

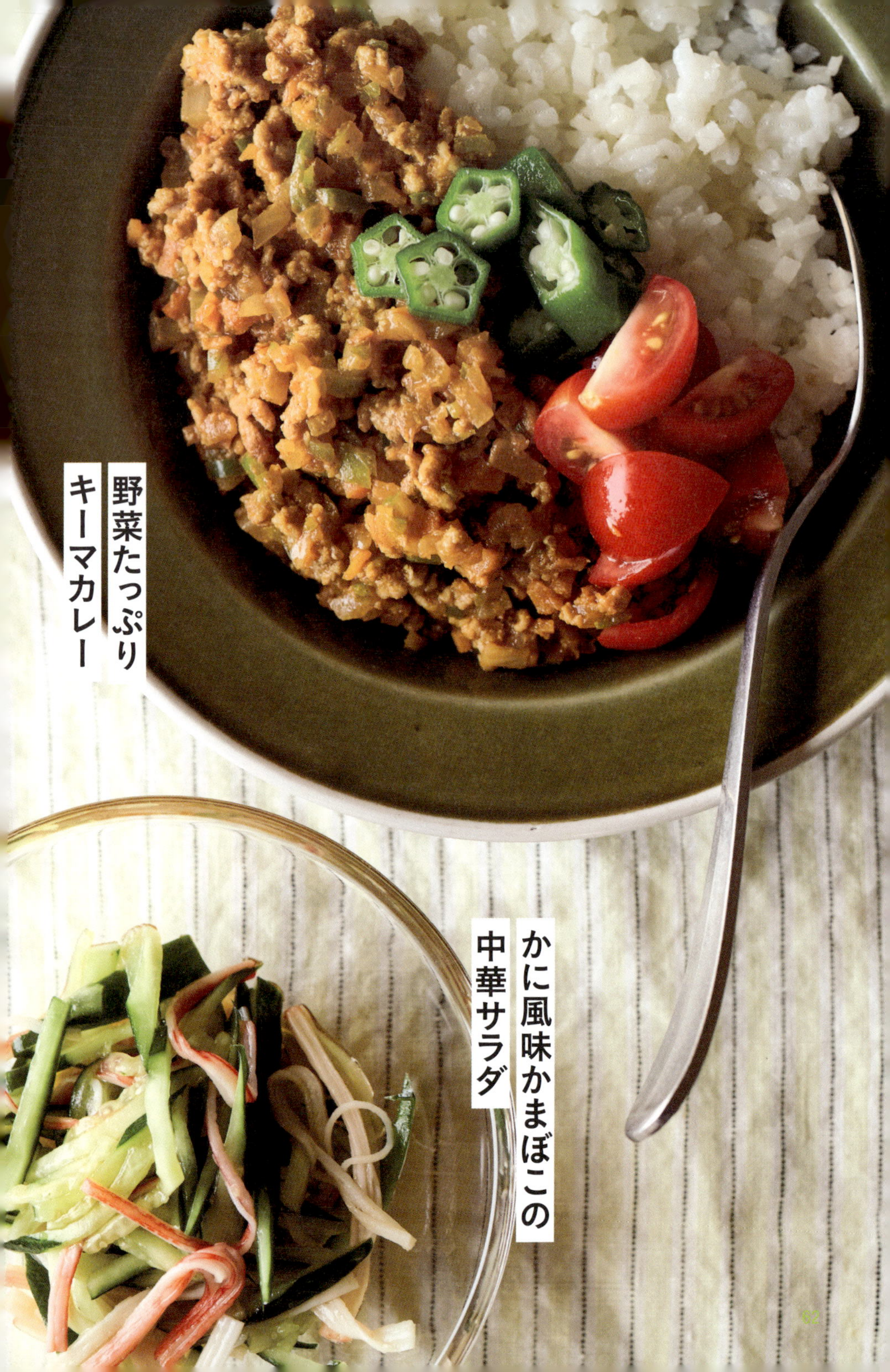

野菜たっぷりキーマカレー

かに風味かまぼこの中華サラダ

7日目

昼食

隠し味として味噌を加えることでカレーが奥深く、複雑な味わいに仕上がります。歯応えのよいきゅうりをプラスしたサラダは、自然と噛む回数を増やしてくれます。

総カロリー：487kcal　たんぱく質：20.7g
脂質：17.9g　炭水化物：68.5g
野菜量：210g

野菜たっぷりキーマカレー

0000　2936

〈1人分〉
豚ひき肉 … 60g
玉ねぎ … 1/4個
にんじん … 1cm（10g）
ピーマン … 1個
オリーブオイル … 小さじ1
A
　おろしにんにく（チューブ）**… 2cm**
　おろししょうが（チューブ）**… 2cm**
　トマトケチャップ … 大さじ1
　カレー粉 … 小さじ1
　味噌 … 小さじ1
カリフラワーライス
　温かいご飯 … 120g
　冷凍カリフラワーライス（P19）**… 50g**
冷凍オクラ（スライスタイプ・室温で解凍したもの）**… 10g**
ミニトマト … 2個

1　玉ねぎ、にんじん、ピーマンは粗みじん切りにする。ミニトマトは4つ割りにする。

2　フライパンにオリーブオイルを入れて中火にかけ、玉ねぎとにんじんを炒める。玉ねぎが透き通ったら、豚ひき肉、ピーマンを加えて炒める。肉の色が変わったら**A**を加えて炒め合わせる。

3　カリフラワーライスを作る。冷凍カリフラワーライスは凍ったまま耐熱容器に入れ、袋の表示通りに電子レンジで解凍し、ご飯と混ぜ合わせる。

4　器に3を盛り、2をかけ、オクラとミニトマトをのせる。

かに風味かまぼこの中華サラダ

0000　2943

〈1人分〉
かに風味かまぼこ … 2本
きゅうり … 1/2本
塩 … 少々
A
　酢 … 小さじ1
　しょうゆ … 小さじ1/2
　砂糖 … 小さじ1/2
　ごま油 … 小さじ1/2
白いりごま … 少々

1　きゅうりは4〜5cm長さのせん切りにし、塩をふって少しおき、しんなりしたら水けを絞る。かに風味かまぼこはほぐす。

2　ボウルに**A**を入れて混ぜ合わせ、1を加えてあえる。器に盛り、ごまをふる。

Memo
☑ カレーは、粗みじん切りにしたごぼうやきのこを加えてもおいしく仕上がります。
☑ ご飯にはカリフラワーライスを加えて、ボリュームアップしています。

7日目

夕食

高カロリーなマヨネーズ料理、えびマヨ風を、低カロリーマヨネーズや低脂肪ヨーグルトでカロリーカット。クリーミーでコクのある味わいを実現しています。

総カロリー：448㎉ たんぱく質：31.9ｇ
脂質：11.4ｇ 炭水化物：57.8ｇ 野菜量：147ｇ

ささ身とアスパラのえびマヨ風

0000 2950

〈１人分〉
鶏ささ身…２本（100g）
下味
塩…ひとつまみ
こしょう…少々
片栗粉…小さじ１
アスパラガス…２本
ごま油…小さじ１
あえ衣
マヨネーズ（カロリー 50％カットのもの）…大さじ１
プレーンヨーグルト（低脂肪）…大さじ１
砂糖…小さじ 1/2
塩…少々

1 アスパラガスは下のかたい部分の皮をピーラーでむく。ラップで包み、600W の電子レンジで 40 秒〜１分加熱し、粗熱を取って 5㎝長さに切る。

2 ささ身は薄いそぎ切りにし、下味を揉み込み、片栗粉をまぶす。

3 フライパンにごま油を入れて中火にかけ、2 を並べ入れる。両面を色が変わるまで焼き、1 を加えてさっと炒め合わせる。

4 ボウルにあえ衣の材料を入れてよく混ぜ、3 を加えてあえる。

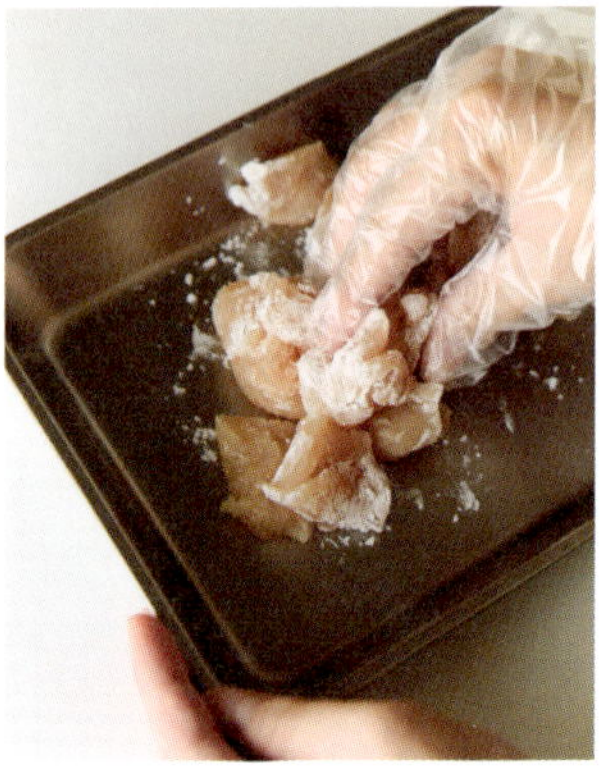

ささ身はパサつきやすいので、片栗粉をまぶして炒める。肉がやわらかく仕上がり、汁にもほどよくとろみがつく。

Memo

☑ えびマヨのえびの代わりに、高たんぱく低脂質な鶏ささ身を使い、片栗粉をまぶして焼くことでしっとりした仕上がりにしています。
☑ アスパラガスは、血液を作るのに必要な葉酸が豊富です。

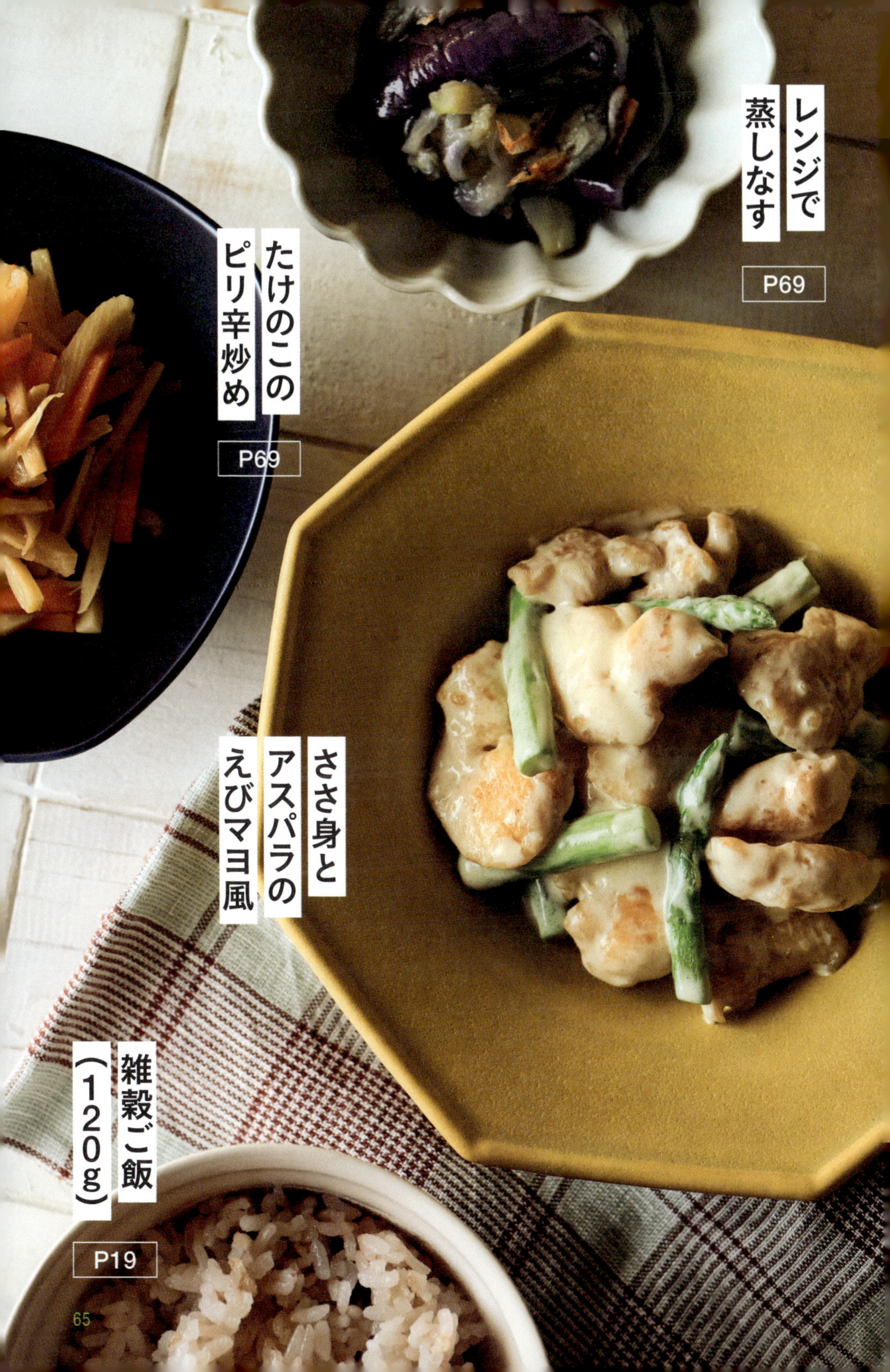
レンジで蒸しなす
P69
たけのこのピリ辛炒め
P69
ささ身とアスパラのえびマヨ風
雑穀ご飯（120g）
P19

作っておける副菜カタログ

7日間レシピをぐっとラクにしてくれる副菜を集めました。
どれも3～4日間冷蔵保存できますので、
バランスのよい毎日の食事のためにお役立てください。

ひじきの煮もの

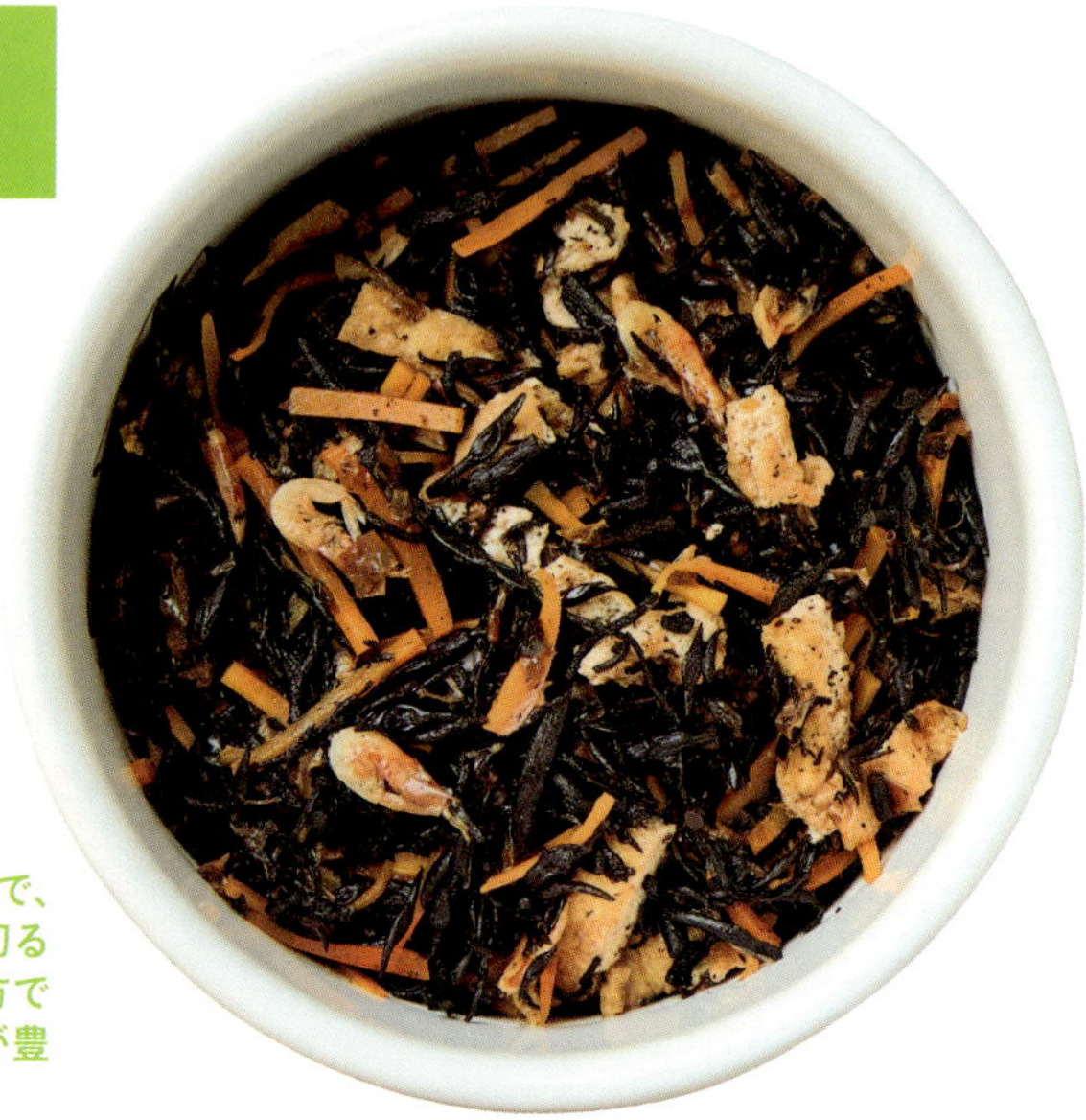

1人分のカロリー：130㎉
たんぱく質：6.4g
脂質：5.9g
炭水化物：14.6g
野菜量：91g

0000 2585

削りがつおや桜えびの旨味があるので、だし汁いらず。乾物は保存がきき、切る手間もないので、自炊生活の強い味方です。ひじきはカルシウムや食物繊維が豊富でおすすめ。

〈2人分〉
ひじき（乾燥）…15g
にんじん…3㎝（30g）
油揚げ…1枚（20g）
桜えび（素干し）…5g
ごま油…小さじ1
削りがつお…小1パック（3g）
A
みりん…大さじ1
砂糖…大さじ1
しょうゆ…小さじ2

1 ひじきは水にひたして戻し、水けをきる。にんじんはせん切りに、油揚げは熱湯をかけて油抜きし、横半分に切って5㎜幅に切る。

2 鍋にごま油を入れて中火で熱し、ひじき、にんじん、桜えびを入れて全体に油がなじむまで炒める。

3 油揚げ、削りがつお、A、水150㎖を加えて混ぜる。ひと煮立ちしたら、汁けがなくなるまで、弱火で10分煮る。

ブロッコリーとミニトマトのサラダ

ブロッコリーは少量の水で蒸し煮にすることで水っぽくならずに仕上がります。ミニトマトは洗うだけで食べられ、手軽に水分やビタミンC、β-カロテンを補給できます。

1人分のカロリー：69kcal
たんぱく質：2.9g
脂質：4.3g
炭水化物：6.8g
野菜量：112g

0000　2622

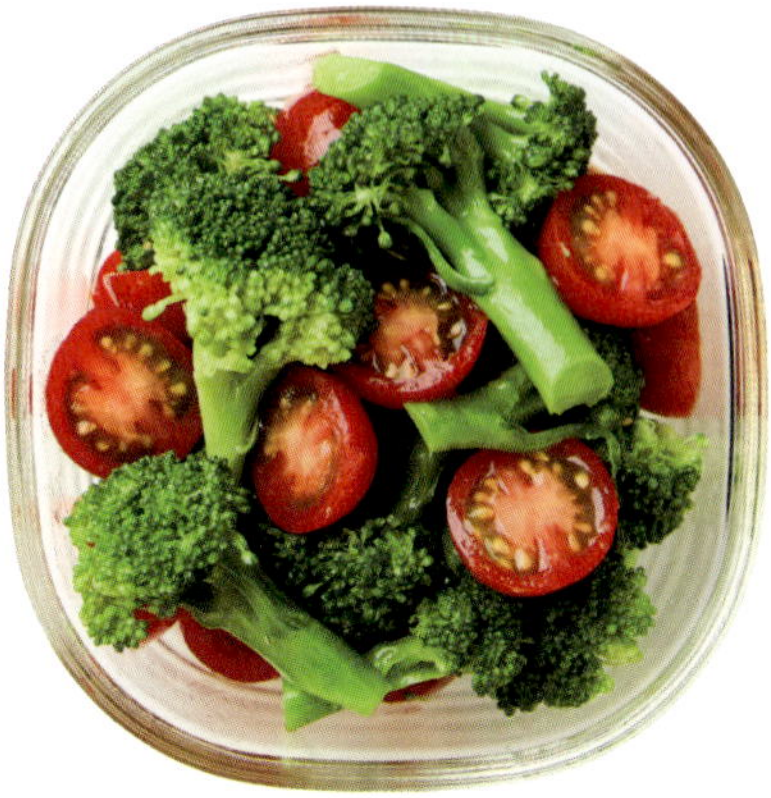

〈2人分〉
ブロッコリーの小房…6房(120g)
ミニトマト…10個
A
おろしにんにく(チューブ)…2cm
オリーブオイル…小さじ2
塩…小さじ1/6(1g)

1　フライパンにブロッコリーと水大さじ2を入れ、ふたをして、水けがなくなるまで中火で2分30秒ほど蒸し煮にする。ざるにあけて水けをきって粗熱を取り、2～3つにさく。
2　ミニトマトは横半分に切る。
3　ボウルに1、Aを入れてあえ、2を加えて混ぜる。

切り干し大根ときゅうりの酢のもの

切り干し大根の甘みとしらすや塩昆布の塩分を上手に使い、少ない調味料で作る酢のもの。食物繊維が豊富なので、食事の最初に食べると血糖値の急上昇が抑えられ、酢の酸味で消化を促します。

1人分のカロリー：59kcal
たんぱく質：3.5g
脂質：0.3g
炭水化物：12.3g
野菜量：112g

0000　2677

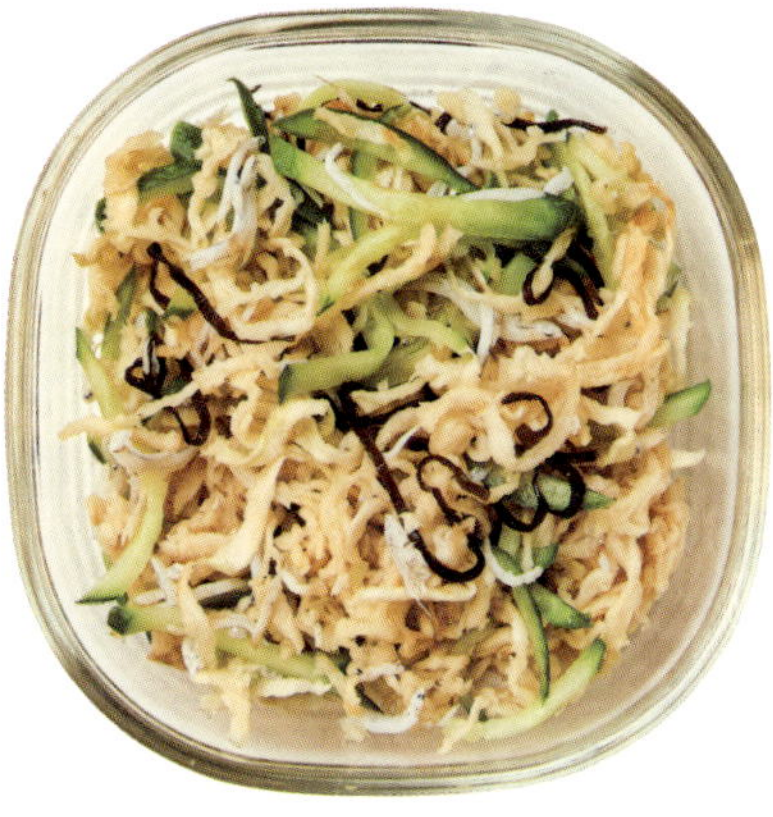

〈2人分〉
切り干し大根…30g
きゅうり…1/2本
塩…少々
A
釜揚げしらす…15g
塩昆布…5g
酢…大さじ1

1　切り干し大根は洗って水けを絞り、粗く刻む。きゅうりはせん切りにし、塩をふって少しおき、しんなりしたら水けを絞る。
2　ボウルに1とAを入れて混ぜ合わせる。冷蔵庫に20分ほどおいて冷やし、味をなじませる。

コールスロー

食感のよいコールスローは、適度な酸味とボリュームがあり、食欲を落ち着かせるのに役立ちます。キャベツのビタミンCは美肌効果もあります。せん切り用のスライサーがあればさらに手軽に作れます。

1人分のカロリー：44kcal
たんぱく質：1.2g
脂質：2.1g
炭水化物：6.3g
野菜量：77g

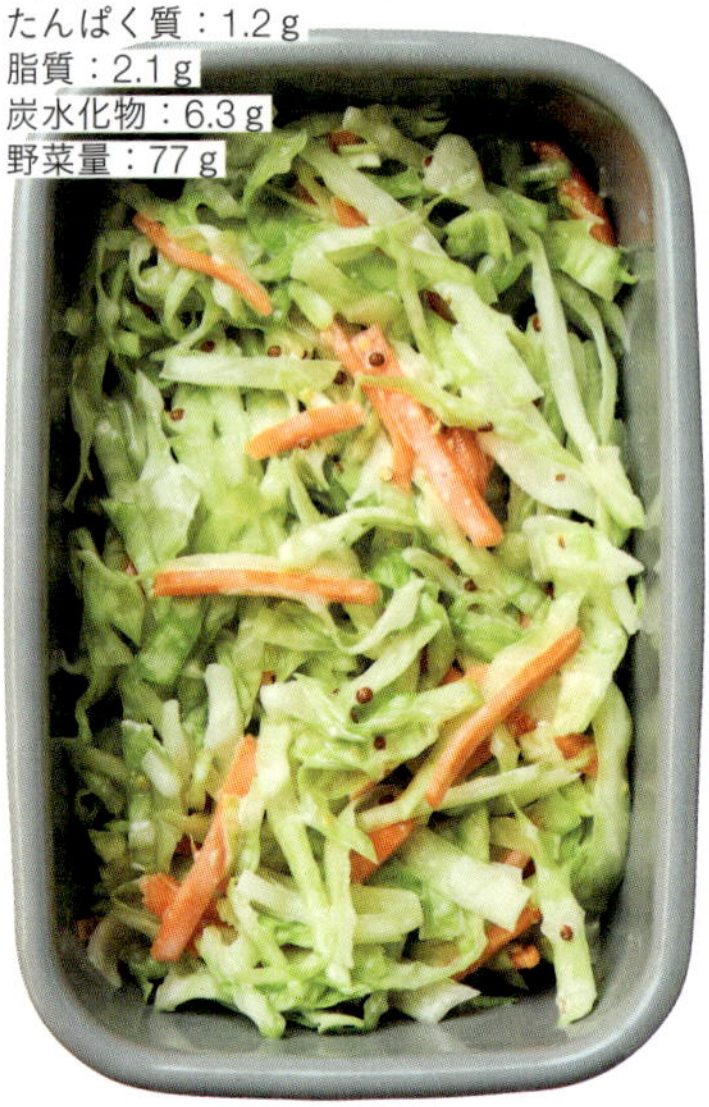

0000 2769

〈2人分〉
キャベツ … 160g
にんじん … 2cm (20g)
塩 … 小さじ1/6 (1g)
ドレッシング
酢…小さじ2
砂糖…小さじ1
塩…小さじ1/6 (1g)
マヨネーズ（カロリー50%カットのもの）… 大さじ1
粒マスタード…小さじ1

1 キャベツとにんじんはせん切りにしてボウルに入れ、塩をふってさっと混ぜる。しんなりしたら流水でさっと洗い、ざるにあけて水けを絞る。
2 ボウルをきれいにし、ドレッシングの材料を入れてよく混ぜる。1を加えてあえ、冷蔵庫に20分ほどおき、味をなじませる。

めかぶきゅうり

市販のめかぶは味付けしてあるので、きゅうりと混ぜるだけで味が決まります。細切りの長芋や、冷凍のオクラなどで作ってもおいしくできます。

1人分のカロリー：19kcal
たんぱく質：1.1g
脂質：0.8g
炭水化物：3.1g
野菜量：91g

0000 2820

〈2人分〉
めかぶ（味付き）… 2パック (80g)
きゅうり … 1本
塩 … ひとつまみ
おろししょうが（チューブ）… 6cm
白いりごま … 小さじ1

1 きゅうりはせん切りにし、塩をふって少しおき、しんなりしたら水けを絞る。
2 ボウルに1、めかぶ、おろししょうがを入れて混ぜ合わせ、ごまをふる。

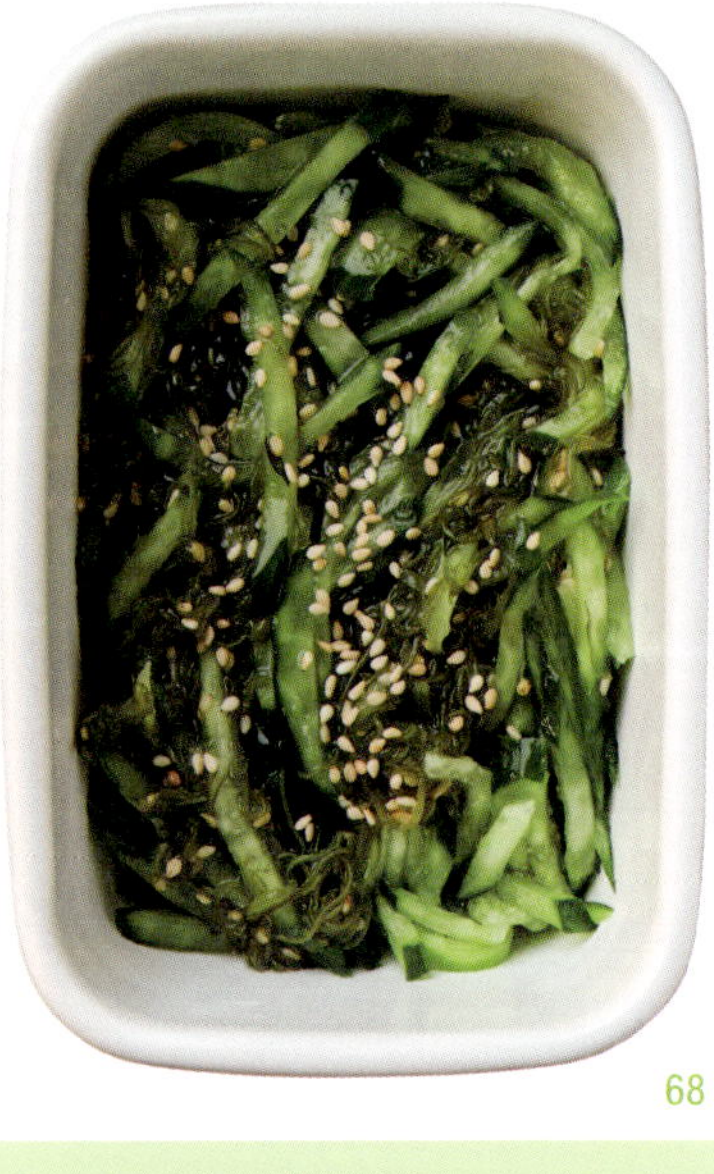

レンジで蒸しなす

なすは１本あたり13kcalと低カロリー。食べ応えを残すために皮付きのまま使い、桜えびの香ばしさと旨味を生かし、ノンオイルで仕上げます。冷やしてもおいしいです。

１人分のカロリー：19kcal
たんぱく質：1.5ｇ
脂質：0.1ｇ
炭水化物：4.0ｇ
野菜量：63ｇ

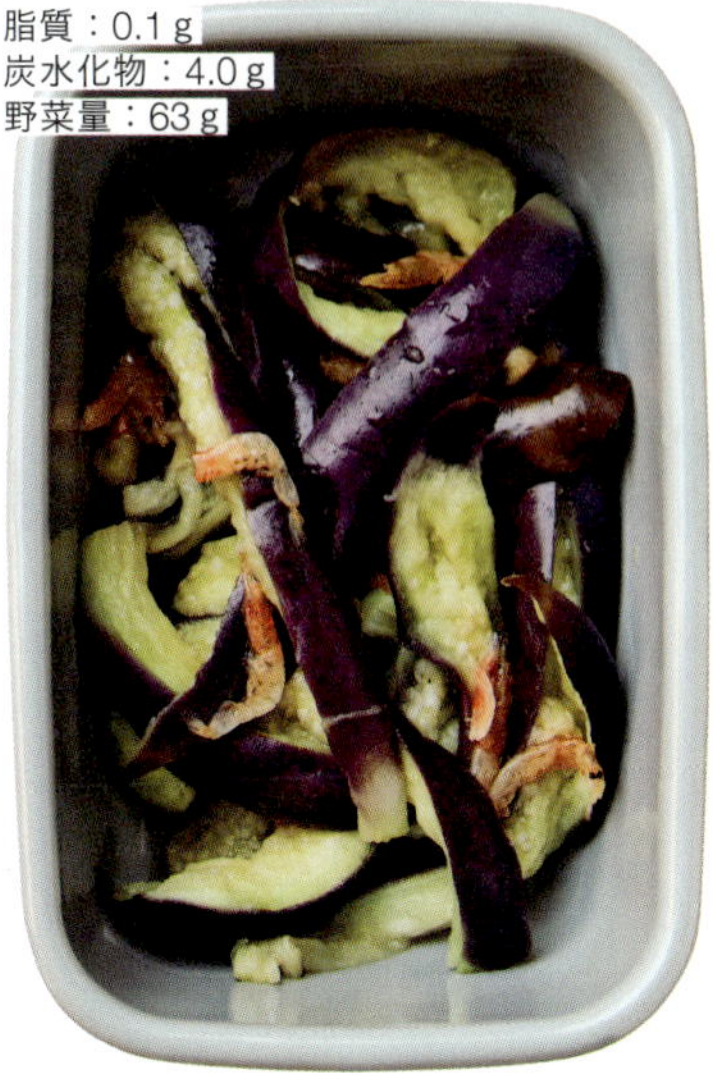

〈２人分〉

0000 2868

なす…２本
合わせ調味料
麺つゆ（３倍濃縮）**…小さじ１**
酢…小さじ１
桜えび（素干し）**…2g**
おろししょうが（チューブ）**…2cm**

1 なすは切らずに１本ずつラップで包み、600Ｗの電子レンジで２分加熱する。上下を返し、さらに竹串がスーッと入るくらいまで１～２分加熱し、取り出して粗熱を取る。
2 へたを切り落とし、手で縦に裂き、ボウルに入れる。合わせ調味料を加えて、よくあえる。

たけのこのピリ辛炒め

たけのこは食感がよく、噛む回数が自然に増える食材。カットされた市販の水煮を使うと手軽です。β-カロテンが豊富なにんじんと合わせ、栄養バランスをよくします。

〈２人分〉
たけのこの水煮（市販、細切り）
…１袋（正味100g）
にんじんの細切り…2cm分（20g）
ごま油…小さじ１
A
顆粒鶏ガラスープの素
…小さじ1/2（1.5g）
しょうゆ…小さじ１
みりん…小さじ２
七味唐辛子…少々

１人分のカロリー：52kcal
たんぱく質：1.8ｇ
脂質：2.2ｇ
炭水化物：6.2ｇ
野菜量：56ｇ

0000 2875

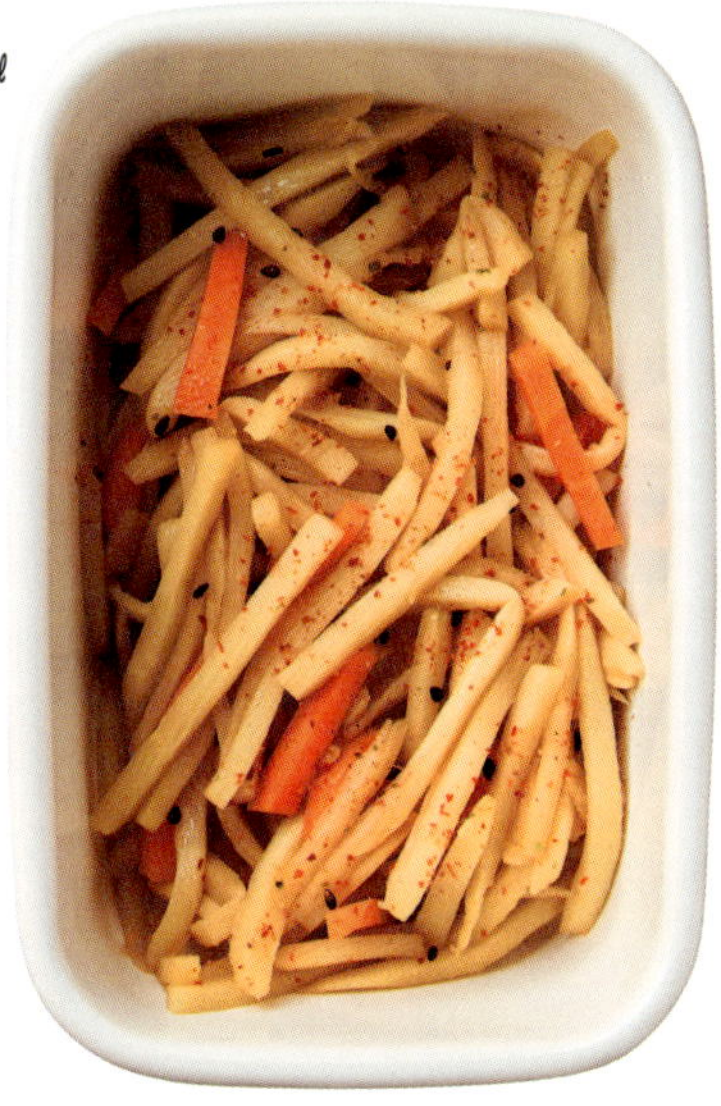

1 たけのこは流水で洗い、ざるにあけて水けをきる。
2 フライパンにごま油を入れて中火にかけ、香りが立ったら、たけのことにんじんを入れて２分ほど炒める。Aを加えて全体にからめ、七味をふる。

7日間レシピに関する
Q & A

ここでは、本書で紹介した7日間レシピに関する質問にお答えします。
ご自身の生活スタイルに合わせて
7日間レシピを続けていくヒントにしてください。

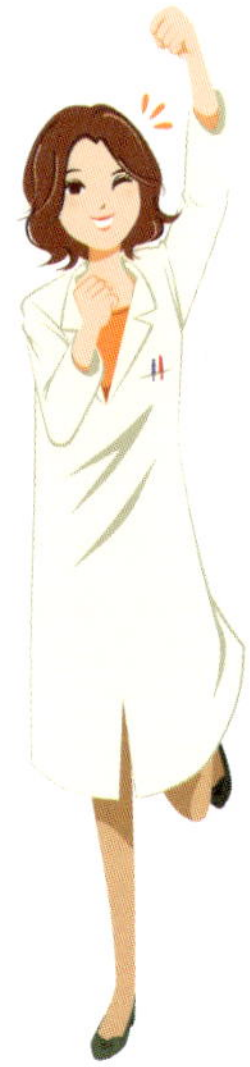

Q　7日間レシピの実践中、飲みものはどうすればいいですか?

A　1日あたり1.5ℓを目安に水を飲んで

水分は代謝に影響しますので、ダイエット中は積極的にとりたいもの。7日間レシピの間はもちろん、普段でも甘い飲みものではなく、水やお茶を中心に、1日1.5ℓ程度とるのが理想です。また、朝に白湯を飲むことで腸が動いて便秘対策にもなったり、食欲がおさまらない時に炭酸水を飲むと空腹感が緩和します。水の飲み方ひとつで効果が変わるので、ぜひ試してみてください。

Q　メニューは入れ替えてもいいですか?　例えば1日目の朝食メニューを5日目の朝に食べてもいいですか?

A　食材の無駄は出るかもしれないが、問題なし

食材を使い切れるように、同じ食材を続けて使っている日もありますが、入れ替えても問題ありません。ただし、7日間レシピでは1日単位でカロリーとPFCバランス（P88参照）を出しています。入れ替える場合はアプリなどでざっと3食分の栄養計算をして、なるべく1日の中でバランスが取れるようにするといいでしょう。

Q 食事時間に決まりはありますか？

A 6時〜22時の間に3食とって

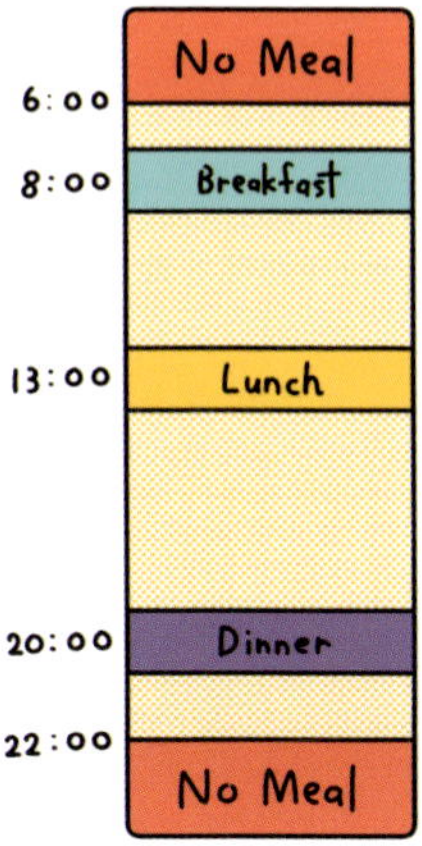

決まった時間に食事をしたほうが生活リズムは整いやすくなります。また、時間は6時から22時の間で食べることをおすすめします。可能であれば朝食から夕食までの時間が12時間以内におさまるようにするのが理想です。その理由は、脂肪の合成を促す時計遺伝子、BMAL1（P92参照）が少ない時間帯に食事を済ませておくとよいということと、食事の間隔があき過ぎて食後に血糖値が急上昇しやすくなるのを防ぐためです。もし、仕事などで夕食が遅くなりそうだとわかったら、18時から19時におにぎりやサンドイッチなどで夕食の主食を先に食べておくと体への負担が軽くなります。また、食物繊維も一緒にとっておくと、次の食事のあとの血糖値が上がりにくくなるセカンドミール効果（P14参照）も得られます。

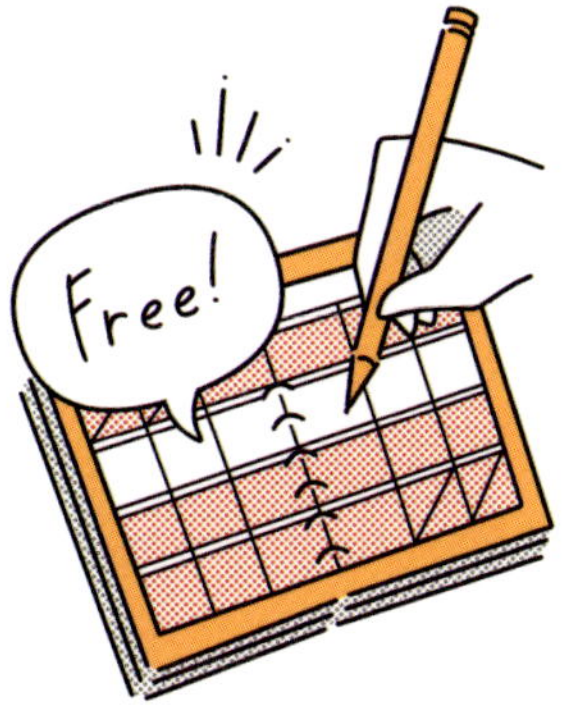

Q いつからはじめるといいでしょうか？

A 余裕がある時期の7日間がおすすめ

仕事や育児、家事などで忙しい時は自炊を続けるのが難しいこともあります。食材の買い物や自炊のできる、時間に融通がきく、ある程度余裕のある1週間がおすすめですが、お好きなタイミングではじめて大丈夫です。

Q どれくらいで
変化が出ますか?

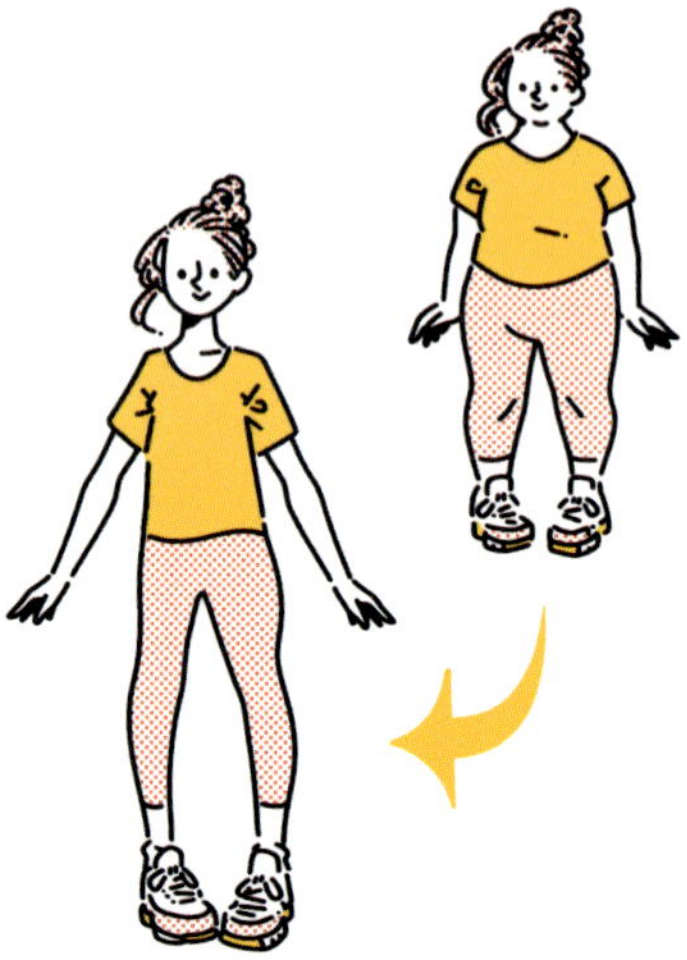

A 7日後には
食欲が落ち着き、
続けると大きな変化に

普段暴飲暴食が続く方であれば、7日間で適量を心地よく感じられるようになると思います。7日間レシピのコツをつかみ、バランスのよい食事を継続することで、食事の適量や味付け、食品のカロリーの感覚などが身につきます。そして食生活が変化することで、体も変わっていきます。結果を出したいなら、まずは1カ月間、7日間レシピで覚えた適量の食事を続けてみてください。

Q 味が物足りないと感じた場合、
調味料を足してもいいですか?

A できるだけレシピ通りに

野菜など食材の味を存分に楽しんでいただくために薄めの味付けにしてあります。慣れるまでは少し時間がかかるかもしれませんが、塩やしょうゆなどの塩分は足さず、薬味を多めに加えるなどの工夫をして、なるべく慣れていただきたいです。

Q 3食作れない場合はどうしたらいいですか?

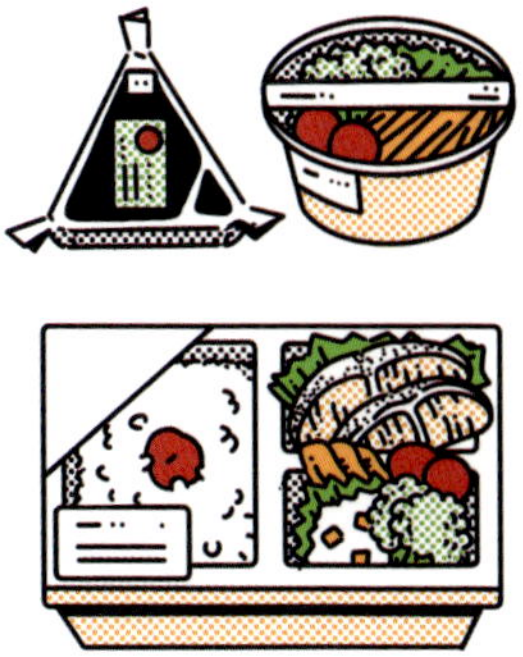

A 難しい日は無理せず コンビニや外食に頼ってOK

自炊できずに、コンビニや外食を利用する時も、P84〜87を参照して、野菜の量を意識して栄養バランスが取れるように商品やメニューをチョイスしましょう。塩分をとり過ぎないように、サラダはドレッシングを控えめにするなどの工夫をし、次の日から7日間レシピを再開すれば問題ありません。

Q 7日間レシピの間、運動をする必要はありますか?

A できる範囲で 体を動かすのがおすすめ

無理にする必要はありませんが、運動はできればしたほうがいいです。日ごろ何もしていない方であれば、ちょっとしたすき間時間に早歩きで散歩したり、スーパーに車ではなく徒歩で行ってみたり、マンションのエレベーターを使わず階段を使ったり……といった日常生活の中で運動量を上げる工夫をするだけでも十分です。無理なくできる範囲で体を動かしていきましょう。

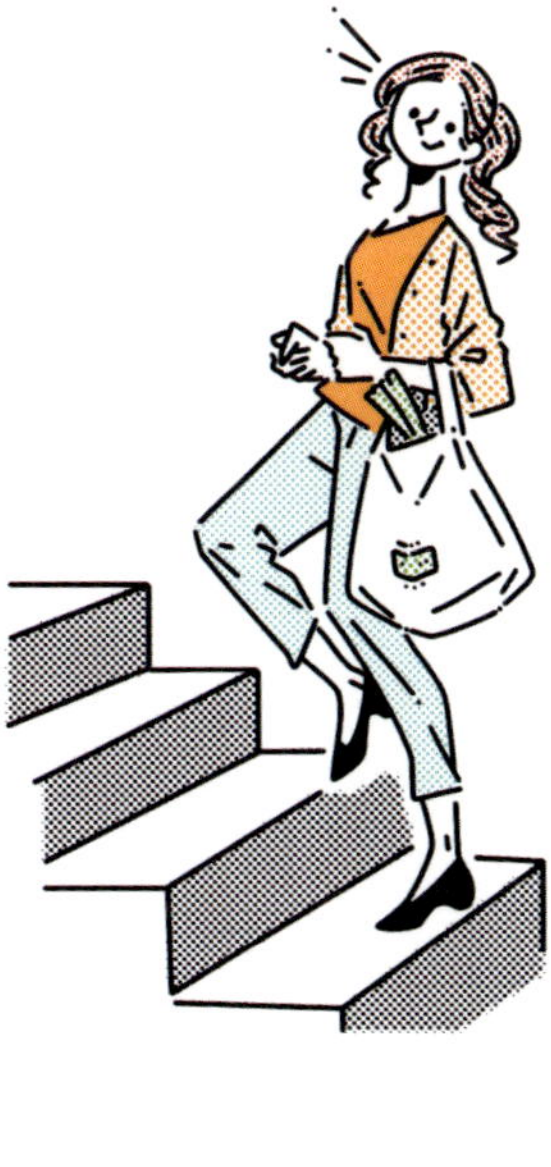

7日間レシピ、試してみました！

ダイエットに悩んでいる2名の女性が、7日間レシピを体験。
その感想と、どのような変化があったのかをまとめました。

身長161cm

7日間で−1kg
1カ月間で−3kg

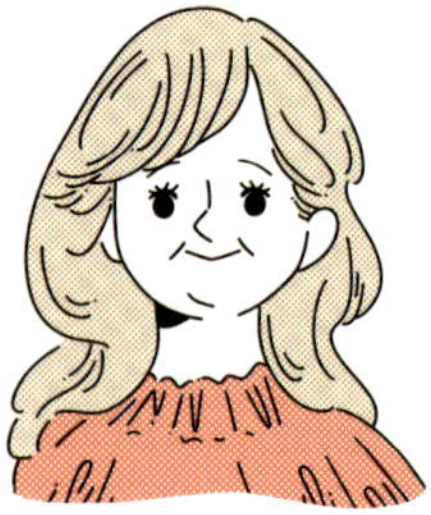

食事で栄養をとることの
大切さを知った7日間。
1カ月気をつけたら50kg台になれました！

体験者　3人のお子さんのママ
Yさん（49歳）

20代は42kgくらいのやせ型だったのですが、子どもを一人産むごとにどんどん体重が増え、産んでも体重は戻らず、ついに62kgに。もう私にはやせるのは無理なのかなとあきらめていました。

甘いものが大好きで、一人の時の食事はコンビニスイーツやお菓子で済ませてしまうことが多く、そんな私が7日間レシピをはじめても続けられるか不安でした。

7日間を終えて、自分はお菓子や甘いものでお腹を満たしていたけれど、ちゃんと栄養をとれていなかったんだなあと実感しました。ちゃんとごはんを作って食べれば、心も満たされるのだなあと。

7日間レシピを作りながら、子どもや夫の分のごはんを別に作るのが大変！と思っていましたが、副菜を2倍量作って共通にし、家族の分の主菜はお肉や魚を焼いて出していましたので、なんとかなりました。レシピの中にはハンバーグやカレーなど、子どもや夫が喜びそうな主菜のメニューもあったので、量を3倍くらいにして作れば、家族みんなで同じメニューを食べられそうです。

7日間レシピが終わったあとも、学んだことを普段の食事に生かして、ゆるくダイエットを続けていたら、なんと1カ月で3kgやせて50kg台に！甘いもの依存からも抜け出せ、やればできるという自信もつきました。

1日目

普段の朝食は砂糖入りのカフェオレとかで済ませていたが、フルーツは食べていいみたいだし、朝食をしっかりとると甘いもの欲が落ち着く気が。昼食の「豚肉とズッキーニのカレー焼き」は子どもも喜びそうな味！　今度はたくさん作って家族で食べよう。

2日目

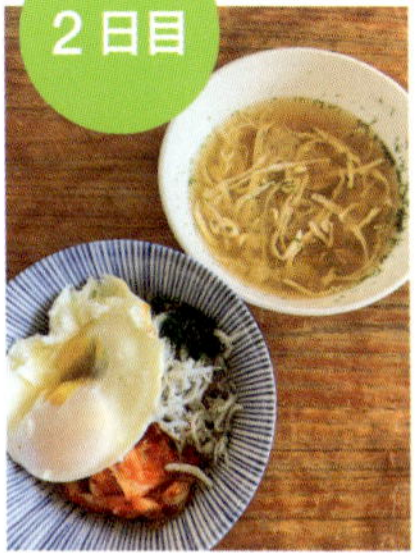

朝から丼ですごーくお腹いっぱいに。即席味噌汁は本当に簡単。今度夫の朝食に出してもいいかも。家族の食事の用意もしなくてはならず、自分だけの料理のために時間がさけないので、夕飯の「蒸し鶏香味ソース」はレンジだけで完成したのがラクちんでありがたい。

3日目

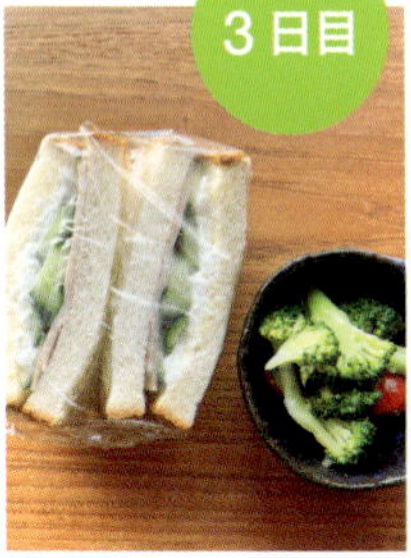

朝食のサンドイッチがチーズたっぷりでおいしかった。いつもならクリームチーズにしちゃうけど、カッテージチーズって塩けもあるし、便利かも。夕食の「牛肉と赤パプリカの炒めもの」は華やかで目にもおいしく、食べていて気分が上がった！

4日目

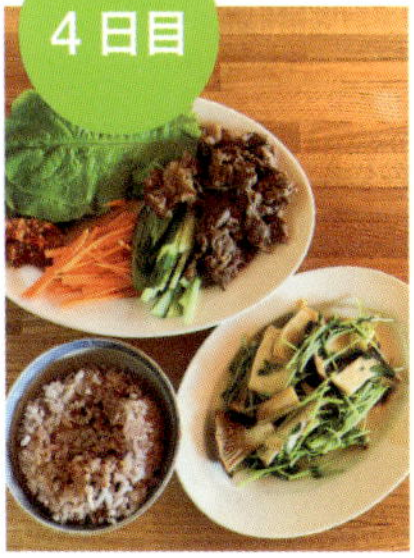

朝食にみかん！　甘いものがあるのはうれしいが、ほかの料理でお腹いっぱいに。栄養があるものって満腹になるなあ。昼食の「焼肉の野菜巻き」はご飯も一緒に包んで食べたら満足感があった。

5日目

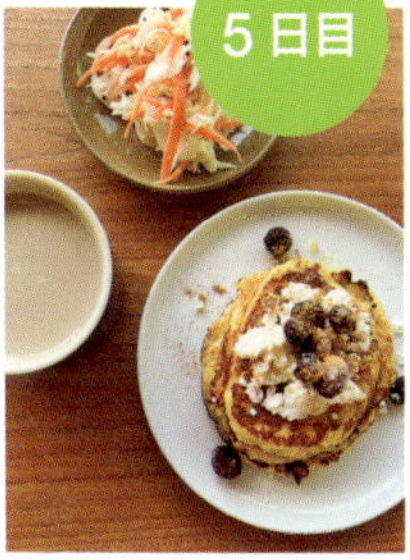

朝食の「オートミールパンケーキ」でテンション爆上がり！　子どもたちも「ママだけずるいー」って。夕食の「えのき入りハンバーグ」も子どもたちが食べたそうにしていた。豚ひき肉でいいし、えのきでかさ増しするので、節約にもよさそう。

6日目

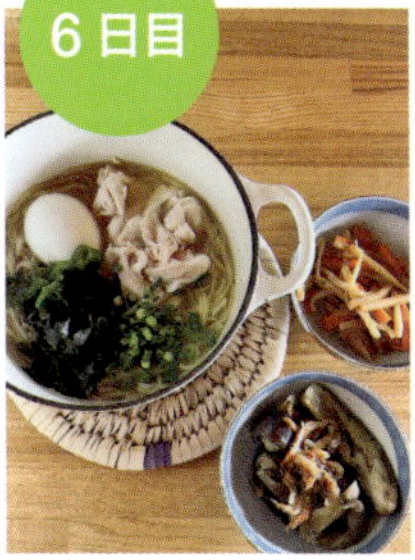

毎日きちんと食べているせいか、そういえばお通じもちゃんとくるし、肌が白くなった気がする。昼食の「鶏だしのあっさりラーメン」で糖質カット麺を初体験。しっかり味の汁と合わせれば違和感なし。また買ってみようかな。

7日目

朝食に「ブルーベリーヨーグルト」！　甘いものでも工夫したら食べていいことがわかったのは大きな収穫。昼食のカレーは肉が少しでも、豊富な野菜と一体化しているから量がたっぷり！　カリフラワーライスも違和感ない。これも今後も続けてみよう。

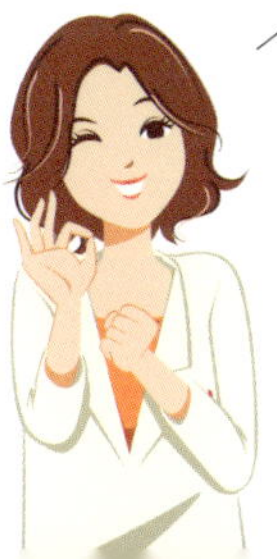
がんばっていますね！
これからもいろいろ
試してみてくださいね♪

「自分は食べ過ぎだったんだ」と実感した1週間。この量で足りるかなと不安でしたが、満たされました。

身長153cm

7日間で－1kg
1カ月間で－2kg

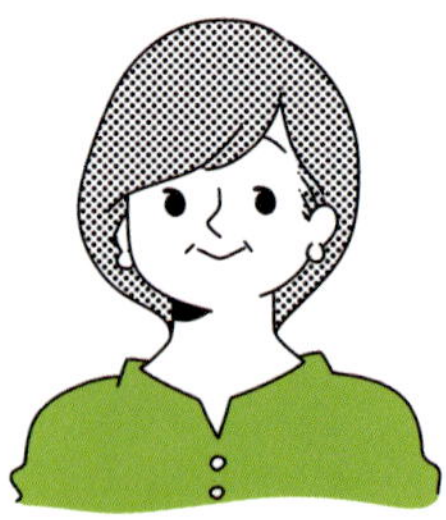

体験者｜夫と二人暮らしでお酒も外食も大好き
Iさん（52歳）

元々胃が丈夫でたくさん食べられ、外食も多く、お酒もいくらでも飲めるタイプ。代謝が落ちているのに若い時と同じように食べ続けていたら、20代の時の体重から20kgも増えて65kgに。

何度もダイエットに挑戦するも、味が薄くて量が少ない食事に耐え切れず、いつも挫折し、時にはリバウンドしていました。今回も空腹とお酒が飲めない毎日に耐えられるかなと思いつつ、夫が10日ほど海外出張に行っている時を見計らって、気合を入れてチャレンジしました。

7日間レシピの実践中、作る前の材料の量を見て実感したのは、自分は食べ過ぎていたんだなということ。1日1500kcalほどとのことですが、3食とも野菜たっぷりの食事で、しっかり噛んで、時間をかけて食べたら、ちゃんと満腹になるものなのですね。今まで早食いでよく噛まずに飲み込んでいたから、いつまでも満腹にならなかったのかも。太りやすい体質なんだ、とあきらめていたのですが、7日間レシピを終えたら体重が1kg減っていたのはうれしかったし、ダイエットを続ける自信にもつながりました。

7日間のあともご飯の量を量ったり、油に気をつけ、肉料理は野菜でかさ増しするようにしていたら、ストレスなく自然に2kgやせました。外食が減って節約できるようになったので、その分無農薬野菜を試したり、質のよい調味料を使うなどの楽しみを見つけ、今も野菜多め&油少なめの自炊生活を続けています。

お酒は外食でも2杯ほどで自らストップできるようになったので、次の健康診断が楽しみになりました。夫も同じものを食べているので、一緒にダイエットできそうです。

1日目

朝食の「オートミールのシーフード雑炊」は、オートミールのにおいが苦手なんだよな、と思いながら食べてみると、「あれ、意外とおいしい」。麺つゆのだしがきいているのがいいし、オートミールだからお腹がふくれる。

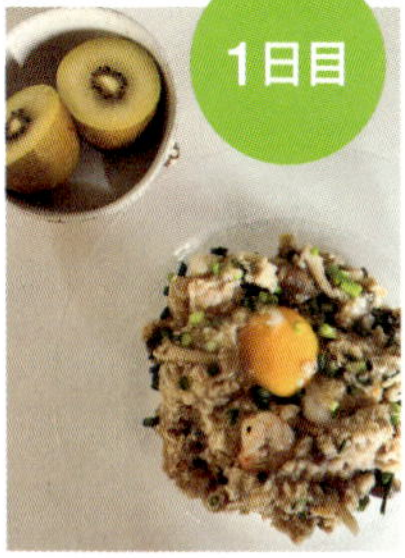

2日目

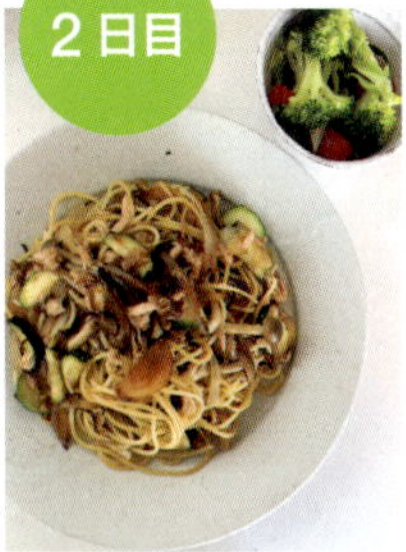

お腹が減って目が覚める。普段は夜遅くまでお酒を飲んで、朝は食欲がないことが多かったのに。昼食のパスタを計量する時、普段のつもりで抜き出したら、食べていい量の2倍だった。適量はこんなに少ないのかとびっくり。計量って可視化できるから大事だな。

3日目

昼食の「豚肉とエリンギのしょうが焼き」は、肉が少ないなあと思ったが、エリンギが肉みたいな食感なので、不思議と満腹感があった。野菜でかさ増しすれば、お腹がいっぱいになるのを体感できた。そして今日で3日目。お酒を飲まないなんて無理、と思っていたが、ちゃんと飲まずに続いている。

4日目

朝の目覚めがよく、だるさがない。昼食の「焼肉の野菜巻き」は「肉が少ない！」と思ったが、野菜を巻いて食べるので大丈夫だった。夕食の「クリームシチュー」は量がたっぷりでうれしい。低脂肪牛乳なんて買ったことがなかったけど、逆にさっぱりしていておいしいかも。そして、とろみがあると温かさが続くし、お腹も満たされる気がした。

5日目

昼食の炒飯のための冷凍カリフラワーライスが近所に売っていなかったので、カリフラワーを刻んで作る。冷凍庫に常備しようかな。夕食の「カロリーオフのえのき入りハンバーグ」が大きくて、満足。小麦粉を使わず、オートミールをつなぎにするってすごいアイディアだし、食べても違和感なかった。

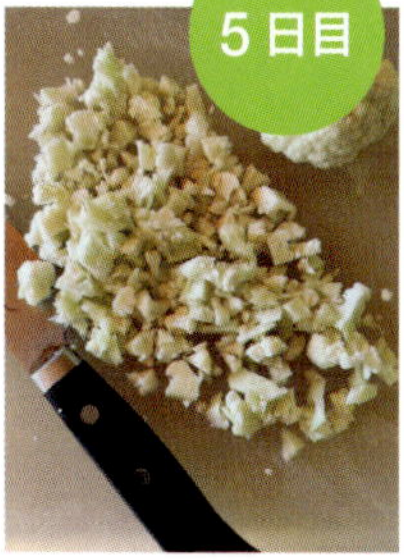

6日目

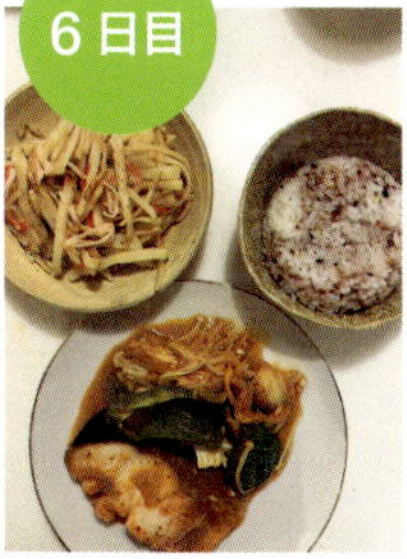

徐々に適量に慣れてきた気がする。爆発的な「食べたい！」「飲みたい！」という気持ちがわき上がらない。夕食の「レンジで簡単！ぶりのピリ辛味噌煮」はレンジで作れて本当にラク。ダイエットのための料理は手が込み過ぎていると、作っている時にお腹が減って食欲が増してしまうので、簡単に作れることの重要性を知った。

7日目

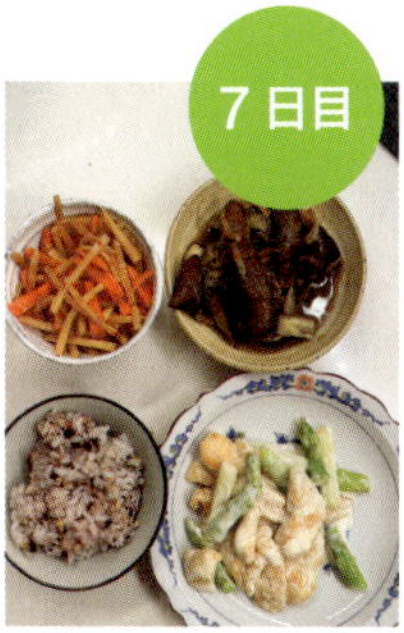

今日で7日目。1週間お酒を飲まずに、続けられたのが奇跡。その理由を分析すると、量の多い副菜が毎日つくので、それで満たされている気がした。夕食も主菜の「ささ身とアスパラのえびマヨ風」はそれほど多くないけれど、「レンジで蒸しなす」と「たけのこのピリ辛炒め」が副菜にしてはたっぷりの量なので、お腹いっぱいになった。

たくさん気づきがあったのですね！
すばらしいです

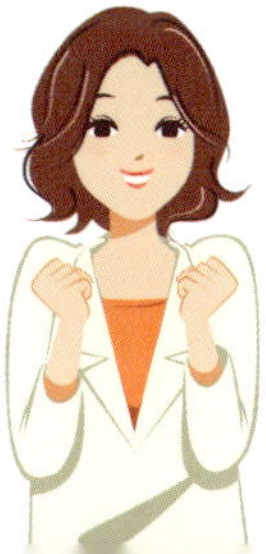

PART 2

適量の食事を続けてやせるコツ

7日間レシピで、適量の感覚を身につけたら、
さらに知識を深めましょう。
正しい知識をつけることで、
食べ過ぎても翌日で調整できたり、外食の時に
どんなメニューを選ぶべきかがわかったりします。
毎日とる食事だからこそ、選び方を身につけたら、
その積み重ねでやせていくことも可能に。
毎日の食事を助ける、
常備しておきたい食材も紹介します。

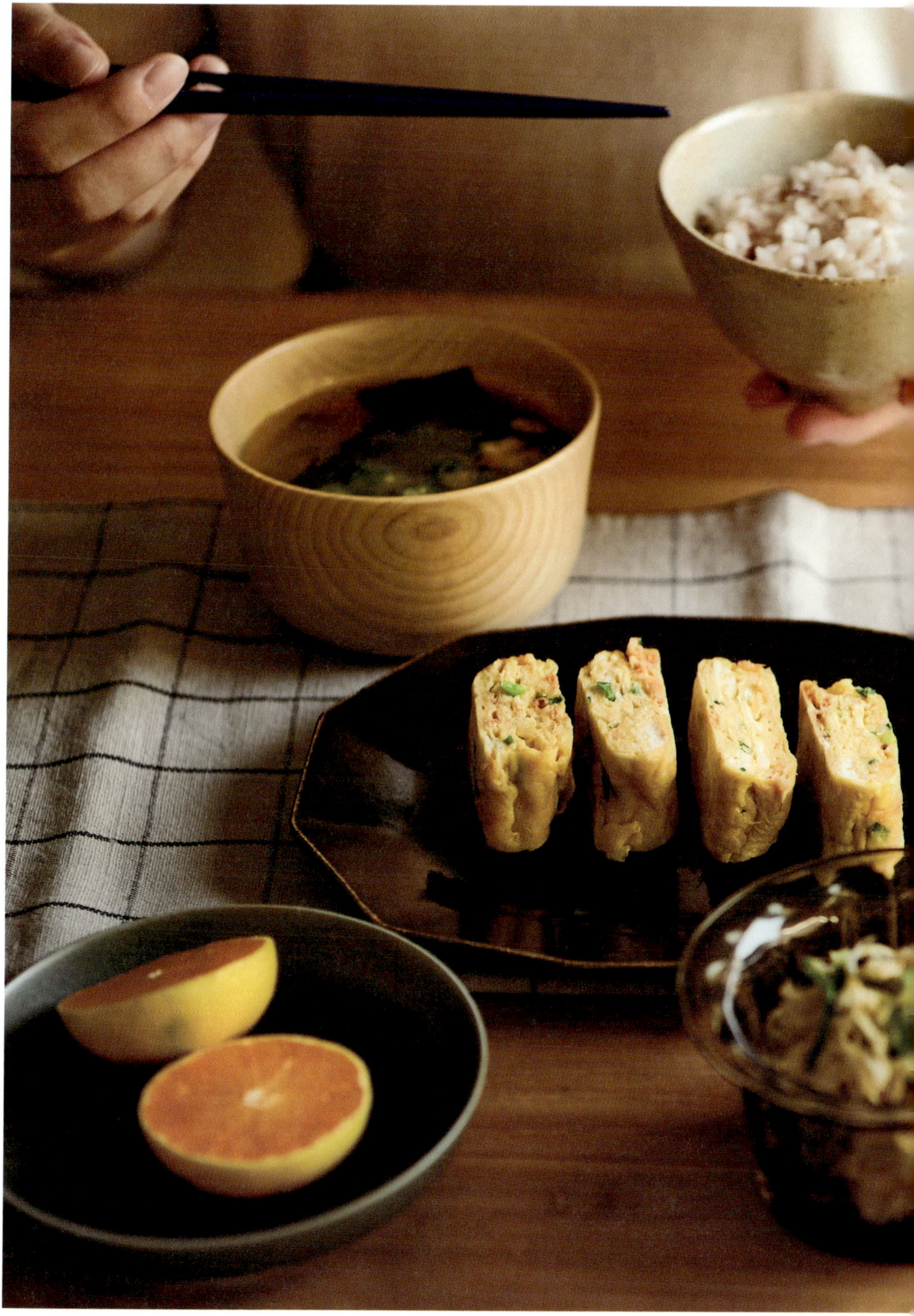

カロリーが低い食事を とるだけではやせない理由

７日間レシピを体験したら、その経験を普段の食事に生かしていきたいもの。レシピ通りに作らなくても、食材の選び方や量、調理の仕方で自然とやせる食事になっていきます。

ダイエットの基本として、日々の食事を適正カロリー内におさめれば自然とやせていきます。ただし、注意点もあります。それは、カロリーの数字のみにとらわれてはいけないということ。

例えば、コンビニのメロンパンのカロリーが４００kcal、ご飯と主菜、副菜がセットになった定食が５５０kcalとして、あなたはどちらを選びますか？

手軽に食べられてカロリーが少ないからといってメロンパンを選ぶのはもったいないことです。なぜかというと、メロンパンの栄養は糖質と脂質がほとんどなのに対し、定食はたんぱく質やビタミン、食物繊維などさまざまな栄養素がとれるから。

エネルギーを生み出す栄養素はたんぱく質、脂質、糖質（炭水化物）の３つのみ。人の体に欠かせない三大栄養素です。また、エネルギーを生成する代謝にはこれら三大栄養素だけではなく、ほかのビタミンの助けも借りています。代表的なものとして、たんぱく質の代謝にはビタミンB_6、脂質の代

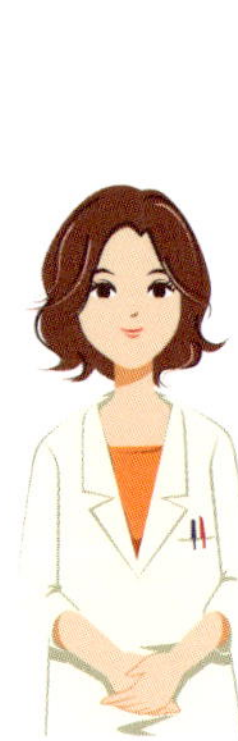

謝にはビタミンB_2、炭水化物の代謝にはビタミンB_1が欠かせません。このようにビタミン、ミネラルは代謝をアップし、効率よくやせる手助けをしてくれるのです。

そして、ビタミン、ミネラルは、体内では作られないものも多いため、食事からとることが大切です。少々カロリーが高くてもメロンパンより定食を選ぶほうが、結果的にやせる効率が上がり、おトクなのです。食事の満足度からいっても、食材の種類が豊富で、温かい定食のほうが食べる楽しみを感じられ、食べ終えるのにある程度時間もかかることで、「食べた！」という実感を得られます。

また、早くやせたいからと、極端に摂取カロリーを減らすのもＮＧです。「食べなければやせる」と食事制限をし続けると、体が危機感を覚え、省エネモードのやせにくく太りやすい体になってしまいます。ダイエットでリバウンドし続ける人が、どんどんやせにくくなるのはこのためです。７日間レシピを参考に、１日１５００kcal程度はとるようにしましょう。

カロリーが低いだけでなく、代謝をアップするような栄養素がとれる食事は、結果として継続しやすく、健康的に美しくやせる助けになってくれます。外食でメニューを選ぶ時にも、カロリーの数字だけで判断しないようにしてください。

例えば、そばやうどんを食べる時は、カロリーが低いからといって、かけそばを選ぶのではなく、わかめや山菜、卵など食物繊維やたんぱく質が一緒にとれる具の入ったものを選ぶようにします。パスタも、ほとんど具のないペペロンチーノよりはトマトが入っているトマトソースを選ぶなど、野菜やたんぱく質がプラスされるものを選ぶようにしましょう。

コンビニ食の選び方

できるだけ自炊をしたくても、忙しくてできない日もあるかもしれません。また、仕事がある人は、毎日お弁当を作るのは大変な場合も。そんな時は無理をせず、売っているおかずや市販の料理に頼りましょう。

ここでは、買いやすいコンビニ食を例に、市販のごはんを買う時、さらに外食で料理を頼む時のコツを伝授します。

まず

主食として炭水化物がとれる
ご飯かパン、または麺類を選ぶ

次に

主菜としてたんぱく質がとれる
肉、魚、卵、大豆の入ったおかずを選ぶ

最後に 副菜として野菜がとれる サラダ、惣菜、野菜ジュースなどを選ぶ

ただし、たんぱく質入りのサラダや具だくさんのスープは主菜兼副菜として扱い、それ1品で両方を兼ねます。また、肉や魚などをはさんだサンドイッチなどのパンは、主食兼主菜として扱います。

注意点として、市販の料理は、全体的に塩分が多くなりがちなので、その日のほかの食事で野菜をたくさんとったり、間食に果物を食べて「排塩」の働きのあるカリウムをとること。また、塩分・カロリー対策として、付属のドレッシングは全部かけず、半分ほど残すのがポイントです。最近はドレッシングが別売りになっていることも多いので、サラダにトッピングされている具材に味がついていたら、あえてドレッシングをかけないという選択肢もあります。

コンビニには、「1日分の野菜がとれる」「たんぱく質がとれる」とうたった商品も多いので、上手に活用し、お弁当を選ぶなら、幕の内弁当のような、おかずの色がカラフルで、さまざまな野菜・食材が入っているものをセレクトしてください。摂取カロリーが足りていても、どんな食材が入っているか、野菜は入っているかを見て、食材にかたよりがあるようであれば、サラダなど野菜のお惣菜をプラスするなど、トータルで栄養バランスを取れるように工夫してみましょう。

また、外食の際、メニューを選ぶ時は少しでも野菜が多いものを選ぶ、魚と肉だったら魚を選ぶ、ご飯は小盛りにする、などちょっとしたことを意識してみてください。

ご飯を中心に選ぶなら

主食
鯖のおにぎり
＋
主菜
茶碗蒸し
＋
副菜
ネバネバサラダ

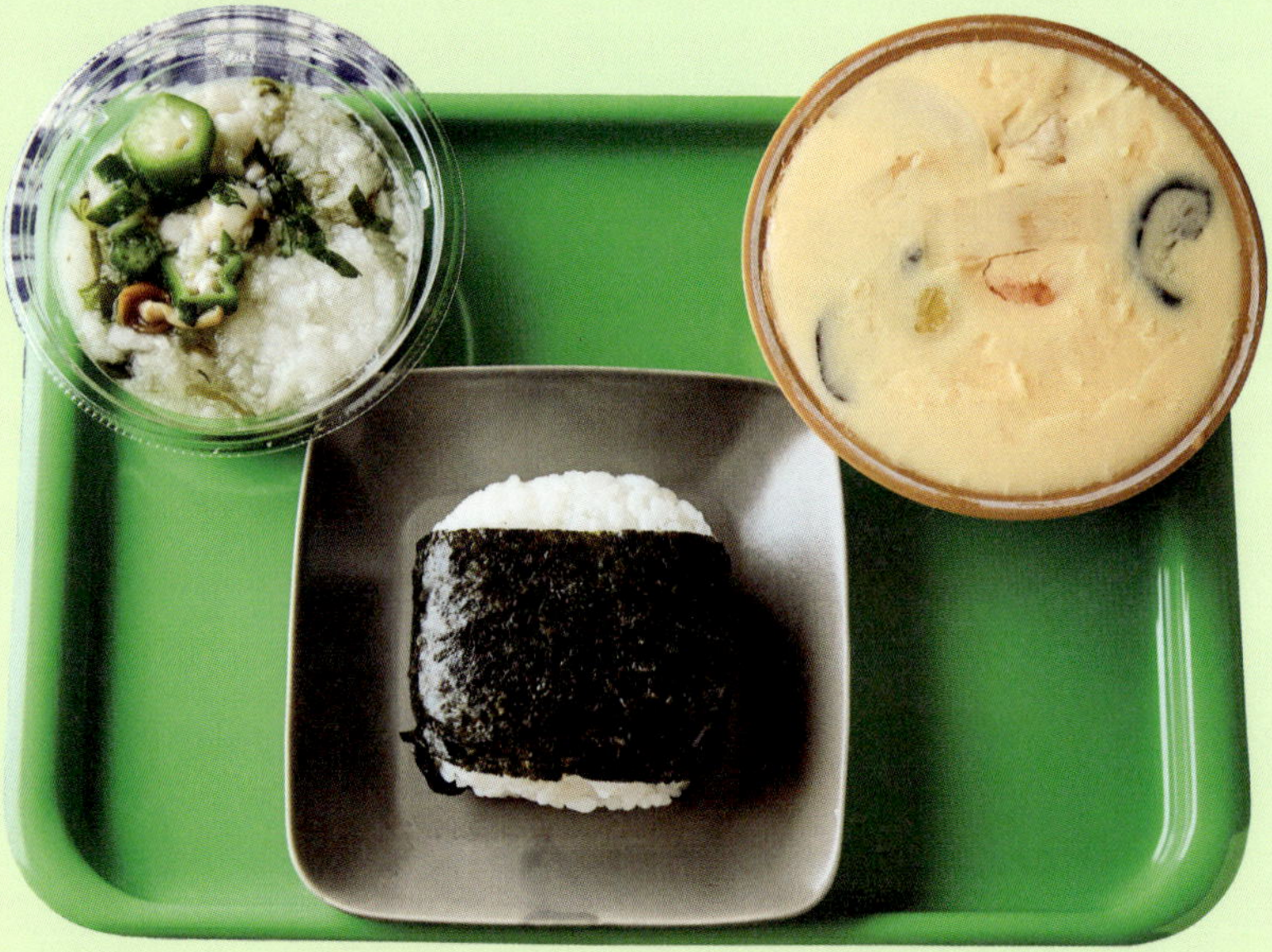

焼き鯖のほぐし身が入ったおにぎりはたんぱく質がとれる。茶碗蒸しもえびや卵からたんぱく質を補給でき、お腹も満足。長芋、オクラ、なめこといったネバネバ食材のサラダは野菜と食物繊維がとれる。

主食　主菜 兼 副菜

鮭のおにぎり ＋ 厚揚げとひじき煮のサラダ

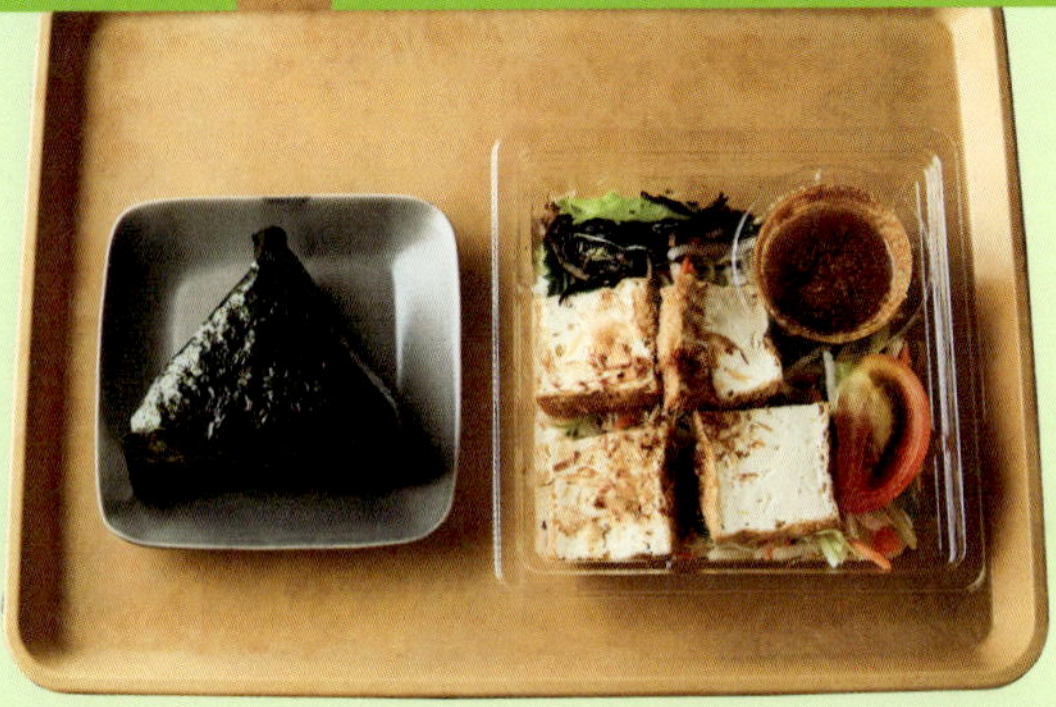

たんぱく質がとれるので、おにぎりの具材は鮭などの魚を選ぶ。だしがしみ込んだ厚揚げとひじき煮を組み合わせたサラダも食物繊維とたんぱく質アップに一役買っている。

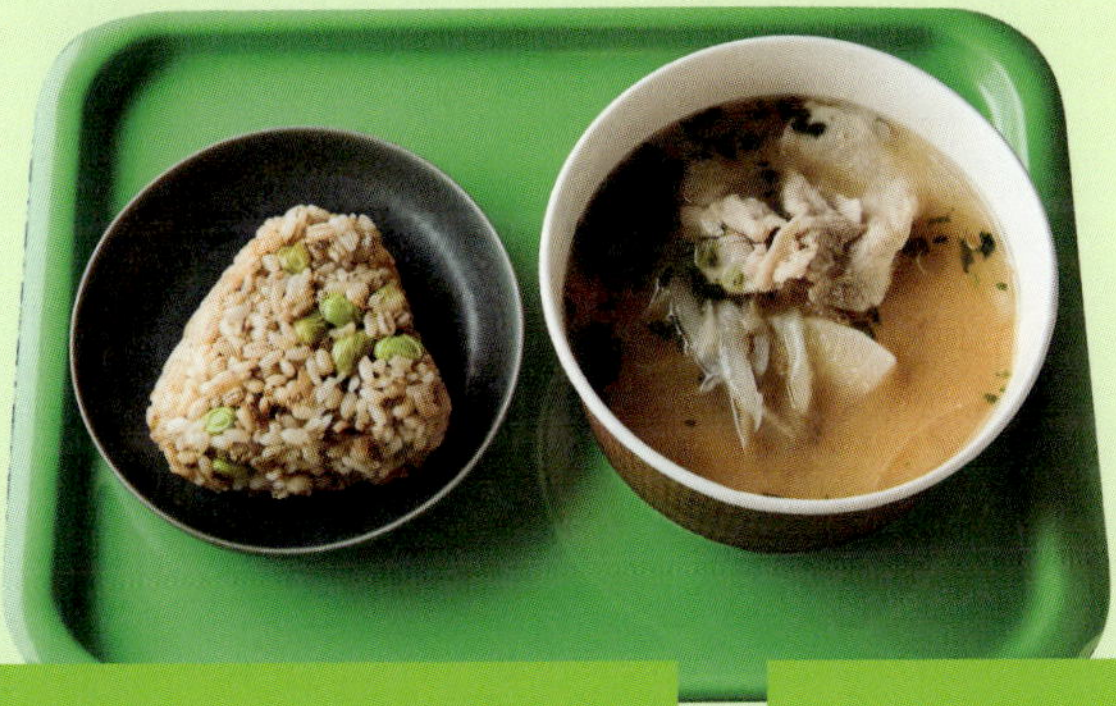

枝豆と塩昆布のもち麦入りおにぎり ＋ 具だくさんの豚汁

主食　主菜 兼 副菜

おにぎりは枝豆ともち麦入りにすれば食物繊維がとれる。「1日に必要な野菜の1/3がとれる」などと書かれた豚汁を選ぶと、栄養バランスも整えやすい。

パン を中心に選ぶなら

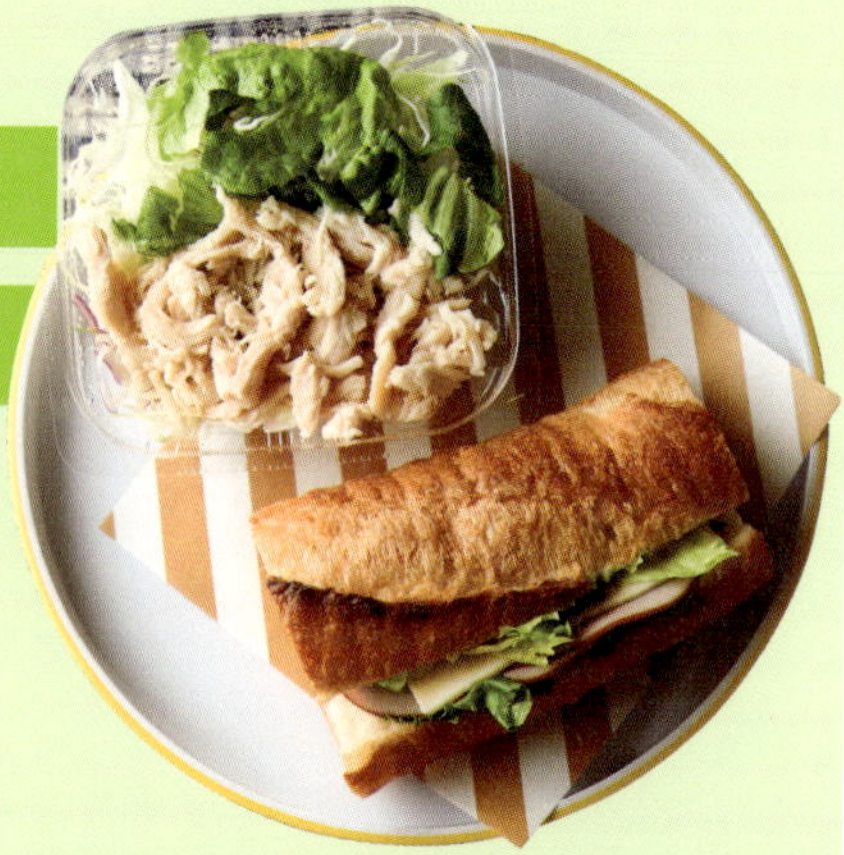

主食 ハム＆チーズサンド

主菜兼副菜 サラダチキンのサラダ

ハム、チーズ、レタスが入った歯応えのあるフランスパンのサンドイッチは、噛む回数が増えてダイエット向き。サラダチキンのサラダは、ノンオイルや低カロリーのドレッシングを選ぶ。

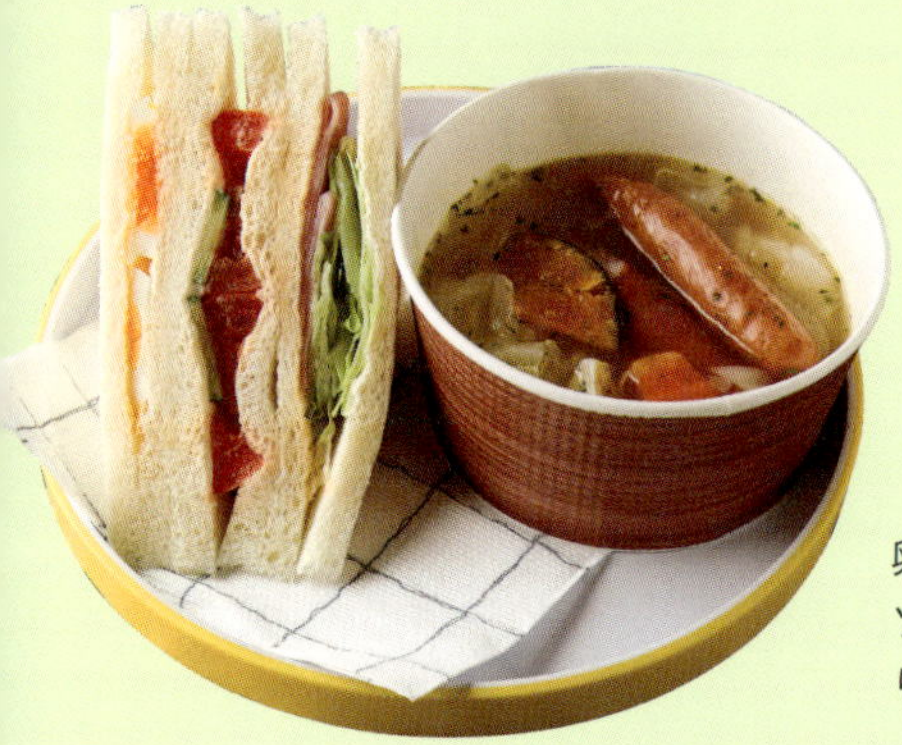

主食 野菜ミックスサンド

主菜兼副菜 ポトフ

卵サラダ、レタス、トマトを使ったサンドイッチと、ソーセージとキャベツやかぼちゃなどの野菜がたっぷり入ったポトフを組み合わせ、食べ応えのある１食に。

主食兼主菜 チキンブロッコリーサンド

副菜 グリーンスムージー

ギリシャヨーグルト

チキンを使ったサンドイッチは、脂質控えめでたんぱく質がとれる。卵サンドやツナサンドは脂質が多くなりがちなので注意する。グリーンスムージーは緑黄色野菜がとれ、低カロリー。たんぱく質が少し足りない場合は、脂質が少なくたんぱく質が多いギリシャヨーグルトをプラス。

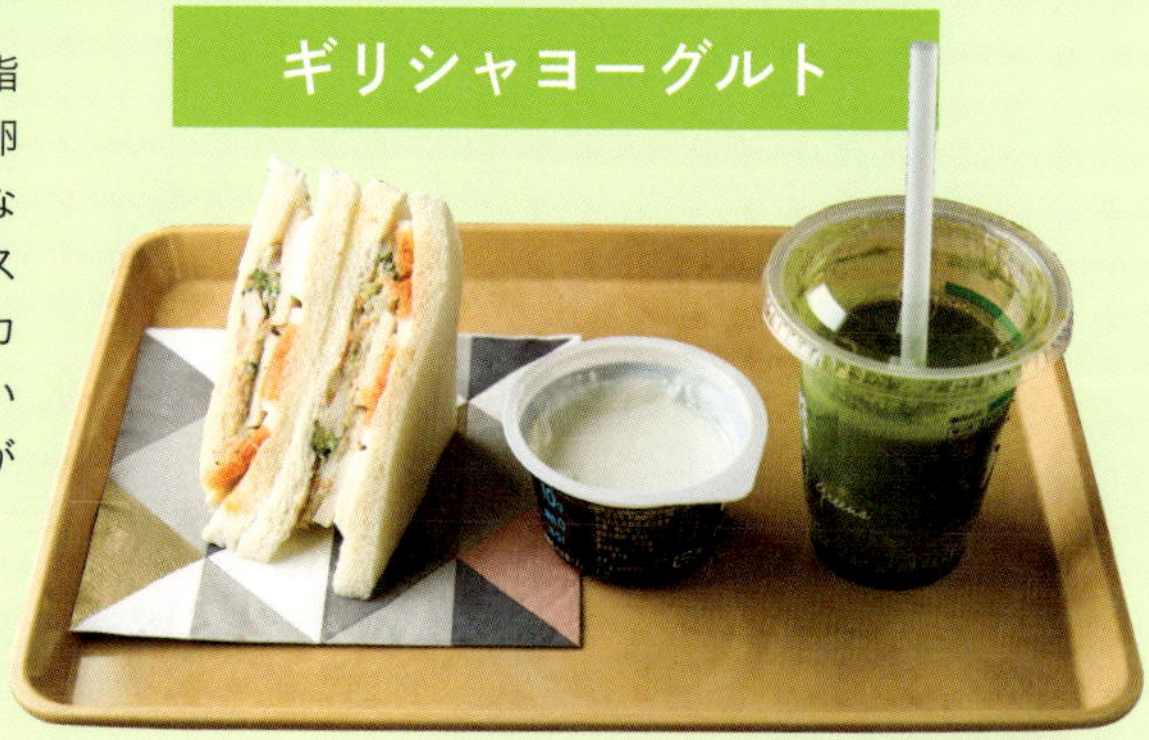

麺類を中心に選ぶなら

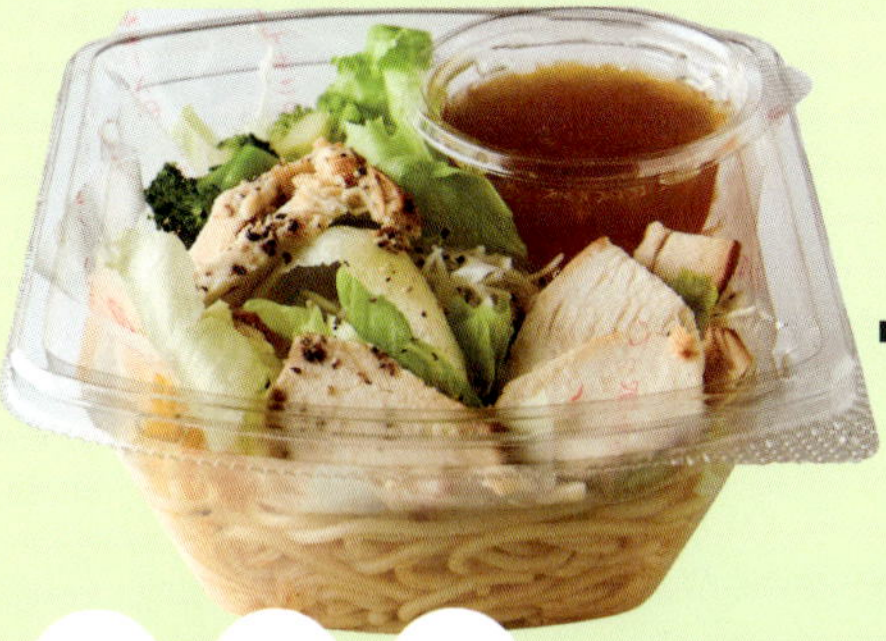

＋

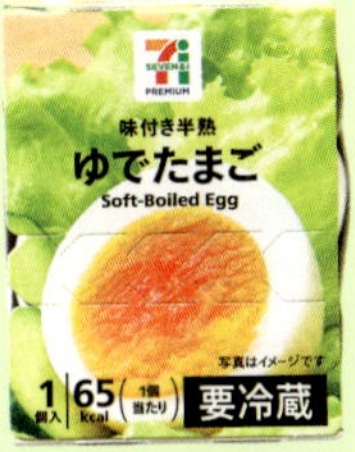

主食 兼 主菜 兼 副菜

ローストチキンのパスタサラダ

主菜

ゆで卵

1品でたんぱく質と炭水化物がとれるパスタサラダに、たんぱく質が豊富なゆで卵をトッピングすることで、さらにバランスがよくなる。

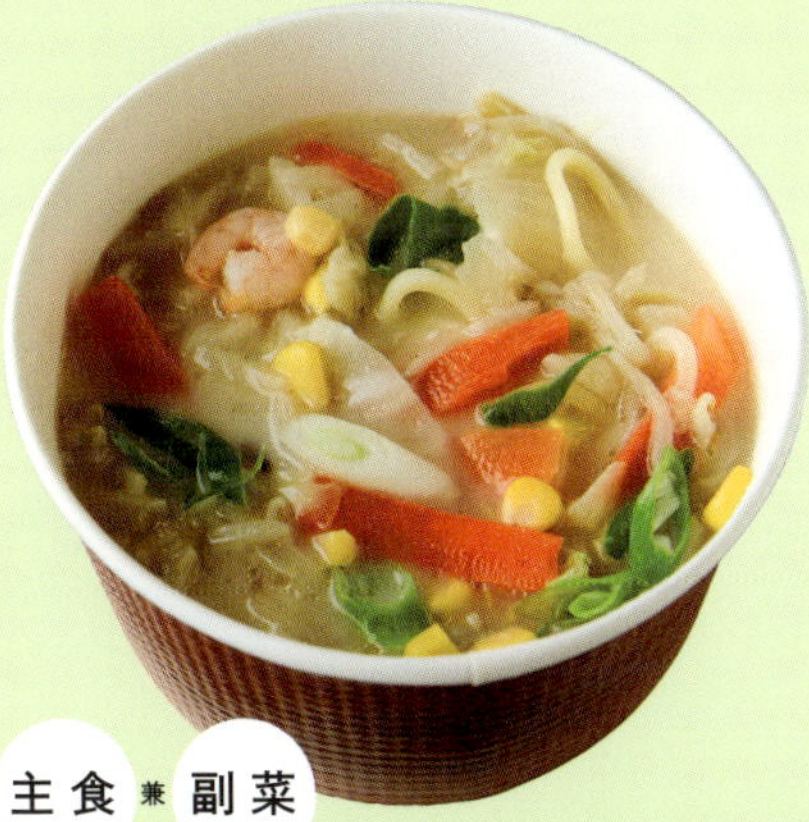

＋

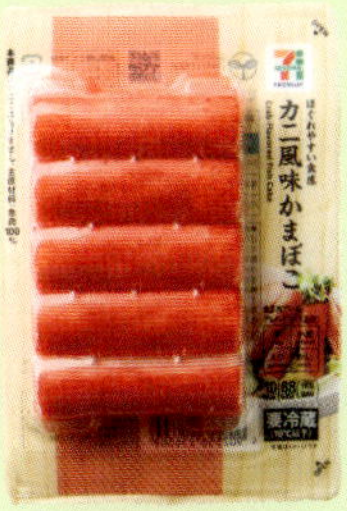

主食 兼 副菜

ちゃんぽん

主菜

かに風味かまぼこ

キャベツやコーン、にんじんなど野菜がたっぷり入ったえび入りのちゃんぽんは、スープもあるので小さくても満足感がある。具に魚介や肉などのたんぱく質が少ない場合は、そのまま食べられるかに風味かまぼこをプラス。

やせるためにPFCの質をもっと意識する

ダイエットに適した献立を毎日考えるのはなかなか大変なもの。ここからは、何を基準に食材を選べばいいかを考えていきましょう。

あすけんではカロリーだけでなく、PFCバランスも大切にしています。

PFCとは、三大栄養素であるたんぱく質（Protein）、脂質（Fat）、炭水化物（Carbohydrate）の頭文字を取ったもので、1日の食事の総カロリーに対して、PFCの各栄養素から生み出されるカロリーがどれくらいの割合を占めるかを表したものがPFCバランスです。そのため、あすけんのアプリで高得点を取るには、PFCが基準範囲内であることが重要です。

食事でとる理想的なバランスはたんぱく質13〜20％、脂質20〜30％、炭水化物50〜65％（いずれも18〜50歳未満の男女の場合）となっています。

たんぱく質はさまざまな食材から

たんぱく質は、私たちの体の筋肉や血液、皮膚、爪、臓器などを構成し、生きていくうえで欠かすことのできない大切な栄養素。エネルギー源としても利用され、体内では酵素やコラーゲン、ホルモンなどの材料にもなります。ダイエットのために、と野菜中心の食事をしていると、たんぱく質の摂取量が目標に届いていないことがあり、不足すると筋肉が衰えて体力や免疫機能、代謝の低下につながる恐れがあります。

たんぱく質は主に肉、魚、大豆、卵、乳製品に多く含まれます。これらは9種類の必須アミノ酸（体内で作ることができないため、食事からとらなければならないアミノ酸）をすべて含んでいる、良質なたんぱく質源です。

たんぱく質の必要量は1日最低でも女性は50g、男性は65gで、目安としては1食約20gのたんぱく質が必要です。たんぱく質20gは肉でいうと大体100～120g、魚は80～100gぐらいの切り身に含まれます。

肉は良質なたんぱく源で、鶏肉、豚肉、牛肉にはそれぞれ異なる栄養素が含まれているため、1つの種類だけを食べ続けるのではなく、たまにはほかの種類の肉を選ぶなど、バリエーションを広げるのがおすすめです。

鶏肉には、皮膚や粘膜を健康に保つビタミンA、脂質の代謝に必要なビタミンB_2が含まれます。皮を取り除けば脂質は大幅にカットされます。特に鶏むね肉やささ身は高たんぱく低脂質です。

豚肉は炭水化物の代謝に必要なビタミンB_1が多く含まれ、脂身の少ない赤身のヒレ肉やもも肉がおすすめ。牛肉は鉄、亜鉛などのミネラルもとることができます。牛肉も脂質が少ない赤身のヒレ肉やもも肉を選びましょう。

脂質は良質の油から

脂質はとり過ぎると太るというイメージから避けてしまいがちですが、体には必要不可欠な栄養素です。効率のよいエネルギー源となり、ビタミンA、D、E、Kなど脂溶性ビタミンの吸収を助ける働きもします。

脂質は、大きく飽和脂肪酸と不飽和脂肪酸の2つに分類されます。肉類の脂身やバター、生クリームなど乳製品の動物性油脂に含まれるのが、血中のコレステロール値を上げ、動脈硬化などの原因になる飽和脂肪酸です。肥満や生活習慣病の原因にもなるので、とり過ぎには注意が必要です。不飽和脂肪酸は魚介類や植物性食品に含まれる良質の油です。

不飽和脂肪酸にはオメガ3、6、9の3種類があります。

オメガ3は鮭や青魚（鯖など）やアマニ油、えごま油などに含まれます。中性脂肪を減少させるなどの働きがあるDHA（ドコサヘキサエン酸）、EPA（エイコサペンタエン酸）もオメガ3の仲間です。生活習慣病の予防だったり、脳の働きをサポートしたりと、体にいいことがたくさんある良質な油なのですが、加熱調理には向かないため、例えばアマニ油をドレッシングに使うなど、火を入れずにそのままでとりましょう。

オメガ6は、サラダ油やごま油など日常的によく利用する食用油に多く含まれます。悪玉コレステロールを減らしますが、とり過ぎると善玉コレステロールまで減らしてしまいます。オメガ9はオリーブオイルに多く、血中コレステロールを適正に保つ働きがあり、加熱にも強いことが特徴です。

多くの人がオメガ6をとり過ぎる傾向にあるので、調理の油はオリーブオイルを使うのがおすすめです。このように、脂質は適正の範囲内で、良質の油の占める割合が増えるようにすることがポイントです。

炭水化物は少し控えめに

炭水化物に含まれる糖質は効率的なエネルギー源となり、疲労回復にも役立ちます。意識したいのは炭水化物の種類と量。食後の血糖値を急上昇させないようにするためにも食べ過ぎは避け、食物繊維量が多い炭水化物を選ぶようにします。

ご飯なら、玄米にしたり、もち麦などの雑穀を白米に混ぜるのが効果的です。雑穀を混ぜることで、手軽に食物繊維を増やすことができ、プチプチとした食感は噛む回数を増やし、満腹感も得やすくなります。特にもち麦にはβ-グルカンという水溶性食物繊維が多く含まれており、腸内環境を整え、便通をよくする働きがあることで知られています。

また、小麦の外皮（ブラン）を主原料としたシリアルは、食物繊維のほか、不足しがちなビタミン、ミネラルもプラスできます。ザクザクした食感で、そのまま牛乳やヨーグルトをかけて食べられ、手軽に取り入れられます。シリアルは種類が多く、中には砂糖が添加されているものもあるので、選ぶ時は商品の原材料を確認するようにしましょう。

食べる時間と食べ過ぎた時の対策

ダイエットを効果的に行ないたいなら、ぜひ食べるタイミングと食べ方の見直しにチャレンジしてみましょう。

夕食は、朝食から12時間以内に食べるのがおすすめです。朝食を7時に食べたら、夕食は19時までに食べ終えるイメージです。

また、まだ研究段階ではありますが、体脂肪の合成を促す時計遺伝子・BMAL1（ビーマルワン）の活動が、6時から22時の間に弱まり、22時から午前2時にもっとも活発になることがわかっています。それ以外にも、夜遅い時間の食事は、朝よりも食後の血糖値が上がりやすく、太りやすい食べ方になります。つまり、ダイエットにおすすめの食事の時間帯は6時から22時。さらに、朝食から夕食までを12時間以内にすることで、食べ過ぎを防ぐ効果も期待できます。

とはいえ、付き合いの外食や飲み会で遅い時間に食事をしたり、食べ過ぎてしまうこともあるはず。また、年末年始や新年度はお酒を飲む機会が多く、なかなか食事管理が難しい時もあるでしょう。

食べ過ぎてしまった時、それがどれくらいの時間で体脂肪になるのか気になるところです。食べた翌日に体重が1kg増えたからといって、その1kgがすべて体脂肪になったということはありません。食事を楽しんだら、次の日から3日間ぐらいはリセット期間として食事量を少なくする、動く量を増

やす、などして調整すれば大丈夫です。

特に食べ過ぎた翌日は、野菜を中心とした食事で食物繊維をとりながら、目安としてはいつもの7割ぐらいの量に控えてみるといいでしょう。野菜、きのこ、こんにゃく、海藻類は低カロリーで、余分な脂肪の吸収を抑えてくれる食物繊維もたっぷりなので積極的に取り入れましょう。

ただし、前日食べ過ぎたから今日は何も食べない、といった極端な食事制限をするのはおすすめできません。1日食べ過ぎたからといって、今までの積み重ねが台無しになるわけではありません。**一番大切なのは、気持ちを切らさないで継続すること。これがダイエット成功への近道です。**

本書の7日間レシピは、リセット期間にも活用できますので、ぜひ試してみてください。

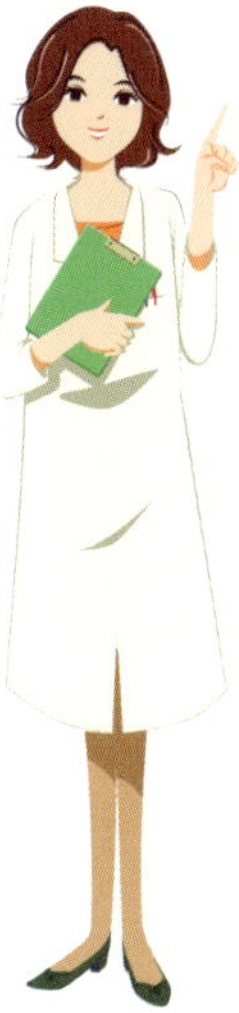

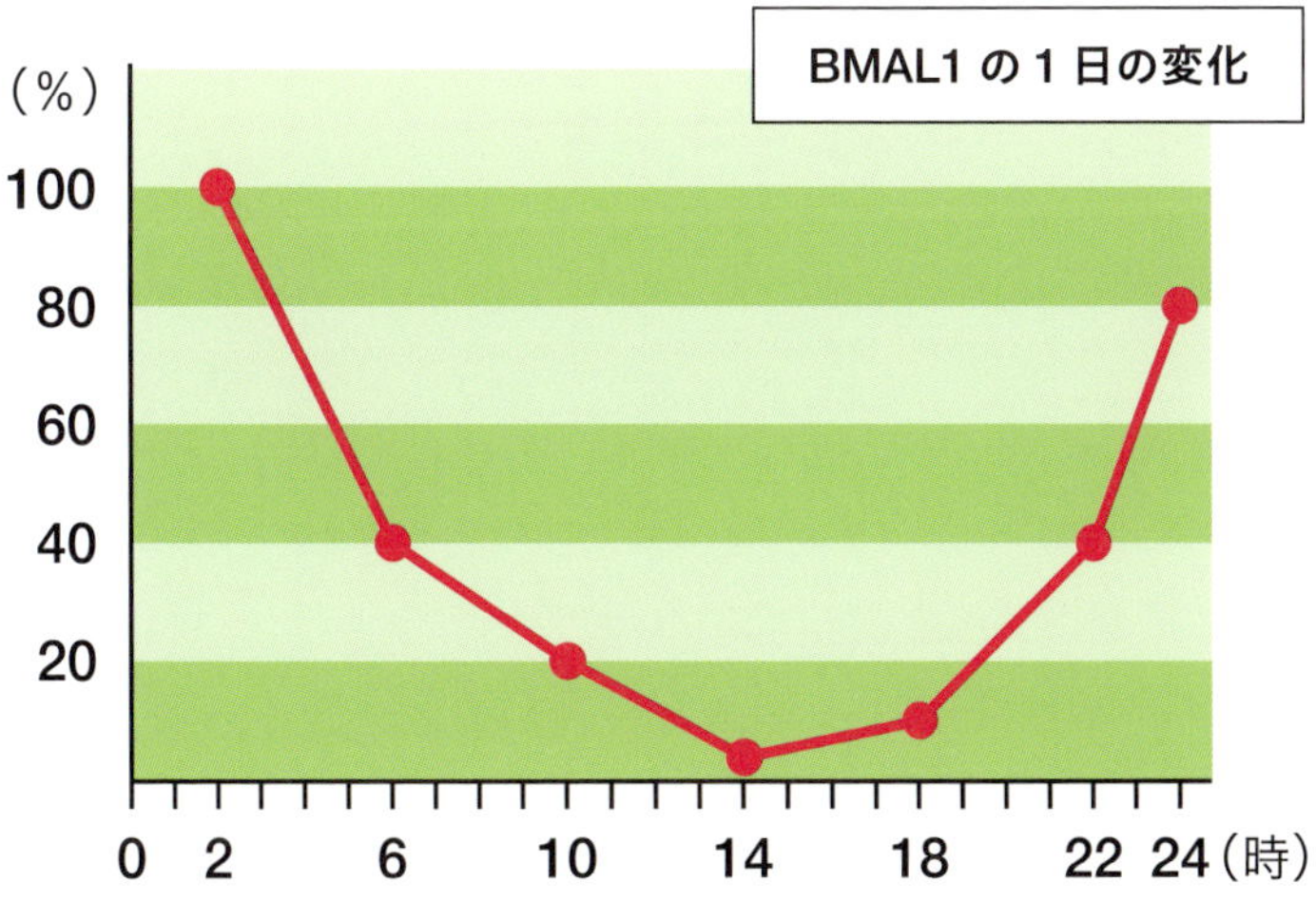

出典：日本大学薬学部　榛葉繁紀教授の研究

やせる調理法を選び、野菜でかさ増しする

ダイエット中に覚えてほしいのが、調理法によって油の使用量が増え、それがカロリー増に直結することです。蒸す、ゆでる、煮る、焼く、炒める、揚げるの順に油の使用量が増えます。

さらに、**具材は細かく切るより大きくカットするほうが油の使用量が減ります**。食材を油で揚げる時も、大きいままのほうが油の吸収率が下がります。例えば野菜炒めを作るなら、野菜は大きめに切り、油の吸収率を下げつつ、噛み応えをアップさせるのがおすすめ。また、**電子レンジを使った蒸す調理やゆでる調理は、油がなくてもできる**ので、積極的に取り入れたい調理法です。

カロリーを抑えつつ、お腹を満足させるためには、野菜でかさ増しするのが効果的。とはいえ、1日350gの野菜を無理なく毎日食べるには、少し工夫が必要です。

例えば、スープや煮ものに野菜をたっぷり入れると、加熱によってかさが減り、ぐんと食べやすくなります。火を使うのが面倒であれば、電子レンジで加熱して温野菜にしても。野菜だけでなく肉や魚も一緒にレンジ加熱し、肉や魚の脂や旨味で野菜を食べることもできます。

1食ごとに、主食、主菜と、副菜1～2品を揃えるのが理想ですが、作るのが大変に感じる時は、青椒肉絲や回鍋肉などの肉野菜炒めを作り、主菜と副菜を兼ねたり（ただし炒め油は少なめに）、スープパスタなど主食と副菜が一皿でまかなえるメニューにするのもおすすめです。

調理法によって油の量が変わり、カロリーは増減する

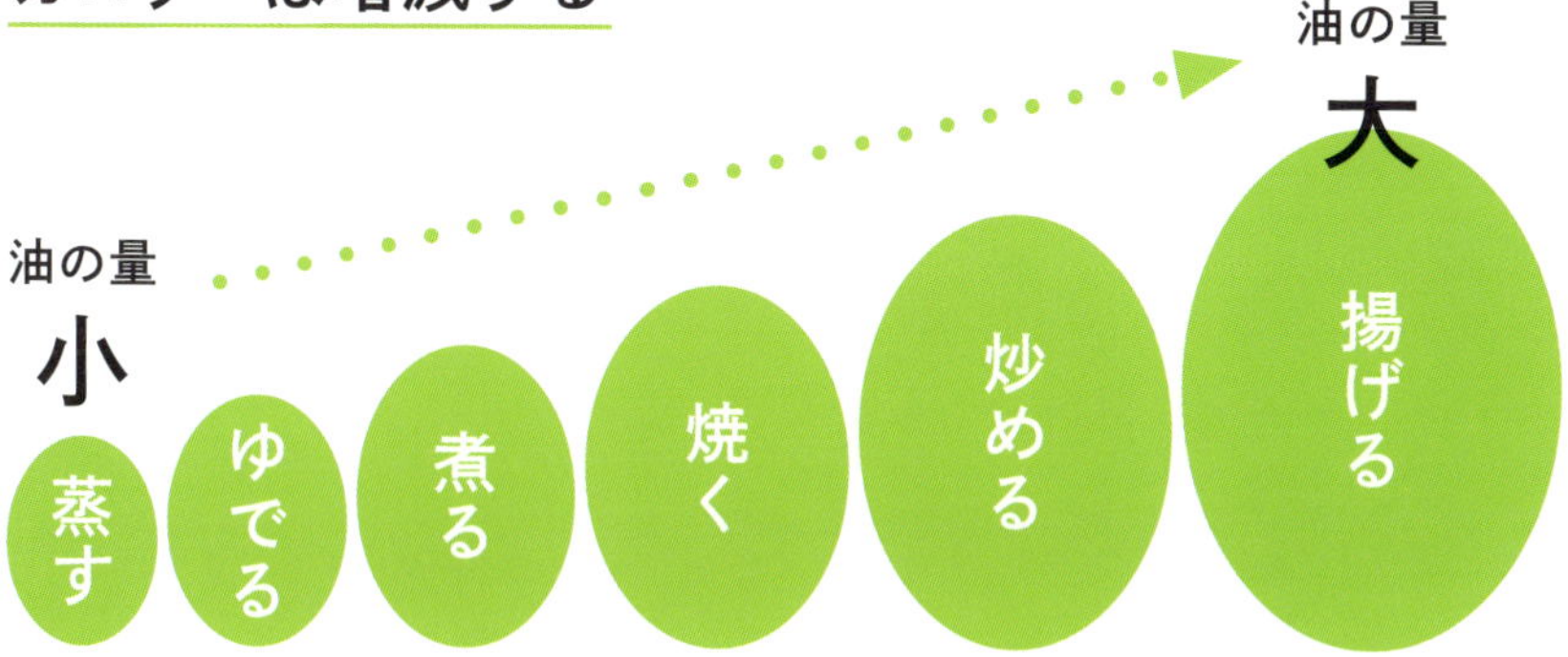

野菜を上手にとる工夫

- 野菜は大きくカットすると噛む回数が増える
- 根菜やキャベツ、ブロッコリーなど重量がある野菜を選ぶ
- 価格が安定していて、食物繊維のとれるさつまいもなどのいも類、きのこはおすすめ
- 重量があってレパートリーが広がる、にんじん、玉ねぎをキッチンに常備
- 栄養豊富で生食がおいしい豆苗やスプラウトを取り入れる
- 調理せず食べられる、味付きのもずくやめかぶなどの海藻類もうまく使う
- わかめ、昆布、ひじきなどの乾物の海藻も最大活用

野菜たっぷりにすれば、食べ応えがありつつ、ローカロリーな食事になる

野菜をたくさんとるということ自体がダイエットにはとても効果的です。あすけんのデータでも野菜をたくさん食べている人のほうがダイエットに成功しています。

では、なぜ野菜はダイエットに効果的なのでしょうか。

野菜は低カロリーで、歯応えがあるので、よく噛むことで食事時間が長くなり、満腹感を得られます。野菜をたくさん食べることが食べ過ぎ防止につながるのです。また野菜を先に食べると、食物繊維の作用で糖質の吸収が緩やかになり、血糖値の急上昇を防ぎ、太りにくくなるといわれています。

野菜には代謝を助けるビタミン、ミネラルと、脂質の吸収や血糖値の急上昇を抑える食物繊維など、ダイエットに必要な栄養素が含まれています。

１日に必要な量が３５０ｇとされている理由は、食物繊維、カリウム、ビタミンＡ、Ｃ、Ｅなどの抗酸化ビタミン（がん、老化、免疫機能低下などを引き起こす活性酸素の働きを抑える）をとるために必要な量であると考えられているからです。３５０ｇのうち、トマトやかぼちゃなどの緑黄色野菜は１２０ｇ、残りをキャベツやレタスなどの淡色野菜、きのこ、海藻類からとるのが理想的です。

食物繊維には水溶性食物繊維と不溶性食物繊維の２種類があります。水溶性食物繊維は糖の吸収を

遅らせたり、余分な脂質やコレステロールを吸着して排出したりするほか、ビフィズス菌などの腸内細菌のエサになり、腸内で体に有用な物質を作る手助けをします。不溶性食物繊維は水分を保持し、便のかさを増して便通を促します。

不溶性食物繊維を多く含む野菜は胃での滞在時間が長いため、お腹を満たすのにも適しています。水溶性も不溶性も腸内環境を整えてくれるので、便通や肌の調子を整えるためにも意識したいところ。どちらもオクラ、ごぼう、ブロッコリーなどに多く含まれます。

生で食べるサラダは栄養を丸ごととれますが、３５０ｇをすべて生でとるのは大変。とはいえ、ゆでたり炒めたりすると、水溶性ビタミンは特に熱で破壊され、水に溶けてしまうため、電子レンジで加熱したり、流出した栄養素ごととれるスープにするのもよいでしょう。カット野菜や冷凍野菜も便利なので、忙しい時には活用してみても。含まれる栄養は、加工技術が進化したことにより、生とそれほど変わらないとされています。

野菜に加え、果物も積極的にとりたい食材。１日の目標量は２００ｇとなっています。果物には食物繊維と水分が豊富に含まれるので、朝に食べると便通を促します。ビタミンＡ、Ｃといった抗酸化ビタミンや、むくみを予防するカリウムも豊富です。また、ブドウ糖や果糖といった消化吸収が速い糖質が含まれるので、エネルギー補給がしやすいことからも朝食にぴったりです。

おすすめの果物は季節を問わず手に入りやすく、ビタミンＣと食物繊維が豊富なキウイ（特にゴールドキウイ）。ほかにりんご、オレンジ、バナナ、ブルーベリー、いちごなども朝食や間食に取り入れてみましょう。

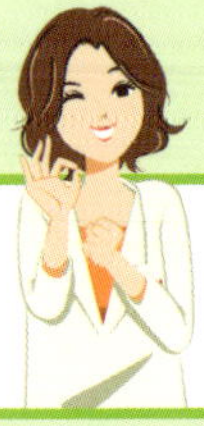

キッチンに常備したい
お助け食材カタログ

ダイエットを成功させるには、自炊を続けることが大切です。
とはいえ、料理を毎食作るのは、時に負担になることも。
ここでは、手間なしですぐ一品になる食材をご紹介！
P24 ～ 69 のレシピでも随所に使われています。

豆製品

さらに、厚揚げ、豆乳、
おからなどもおすすめ

納豆

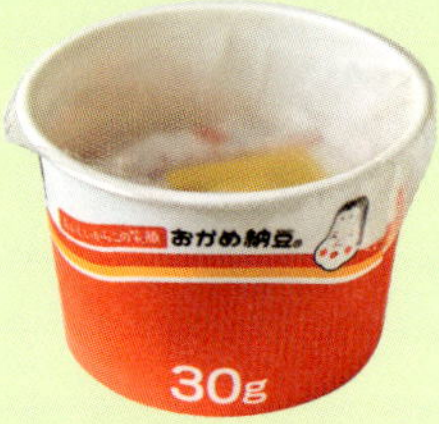

豆腐

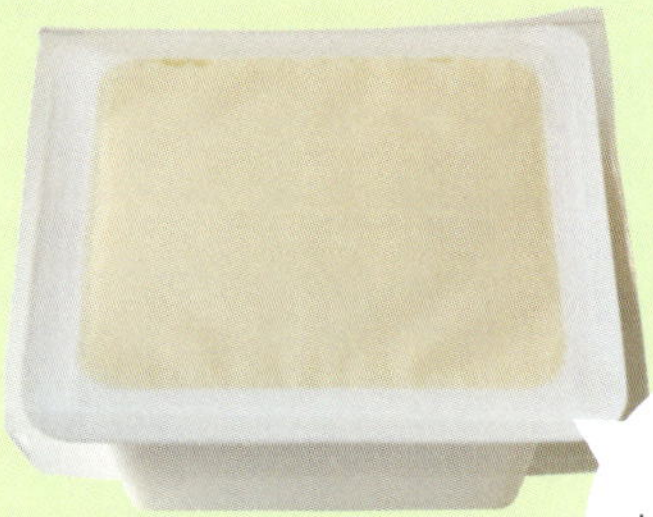

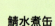

冷やっこは
もちろん、
市販のサラダに
加えて
豆腐サラダに

魚の缶詰

「水煮」であることが大事。
「オイル漬け」は
選ばないように

ツナ水煮缶

冷蔵庫に
何もなくても
たんぱく質が
とれる

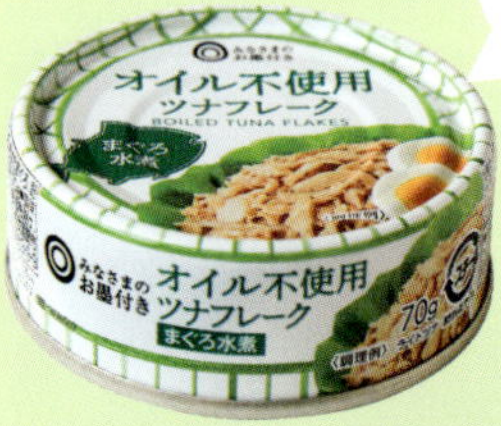

鯖水煮缶

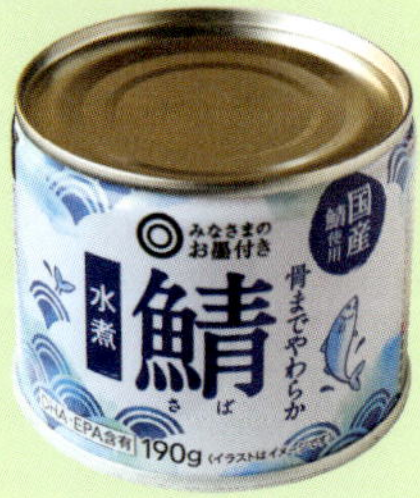

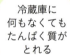

加工品

そのまま食べられる
加工品が冷蔵庫に
何品かあると助かる！

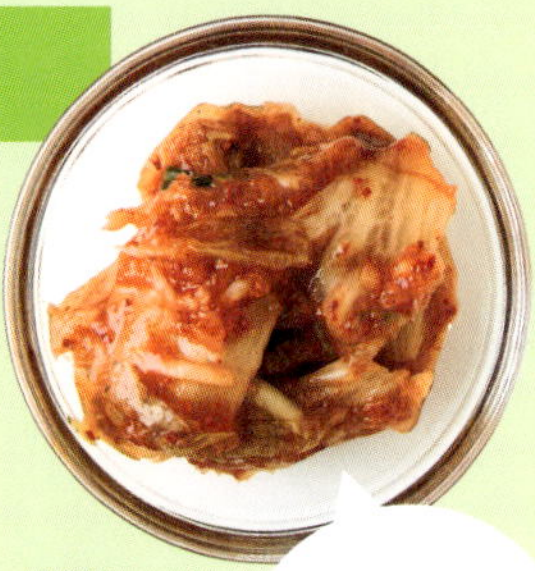

白菜
キムチ

野菜がとれ、
旨味もある
発酵食

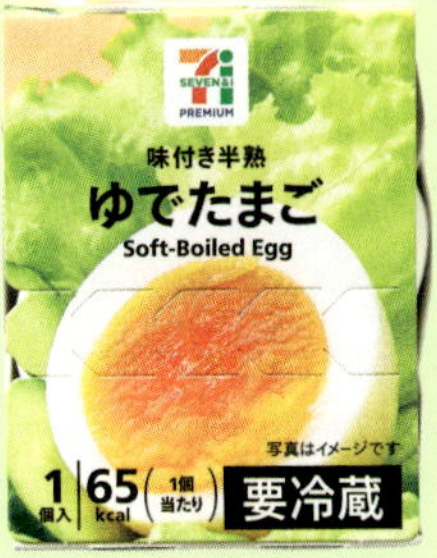

市販のゆで卵

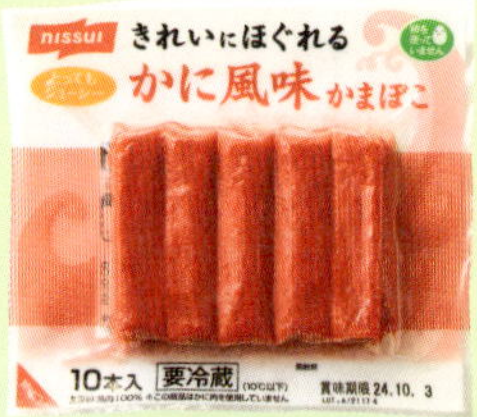

かに風味かまぼこ

冷凍食品

たんぱく質になるものと、
食物繊維がとれるものの
両方があると便利

乾物

長期保存が可能なので、
ぜひ常備を

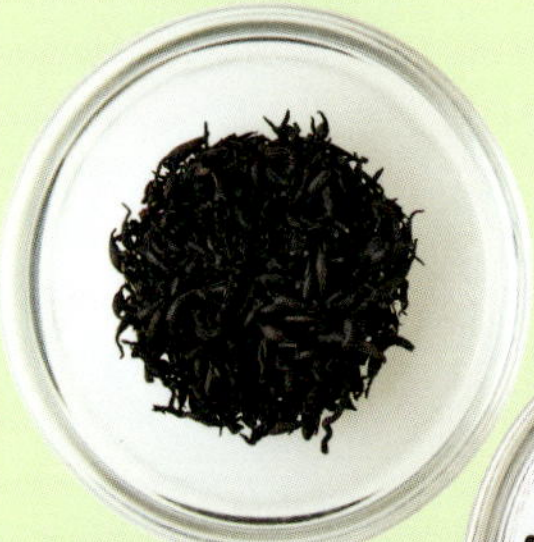

ひじき（乾燥）

野菜が
ない時でも
食物繊維が
とれる

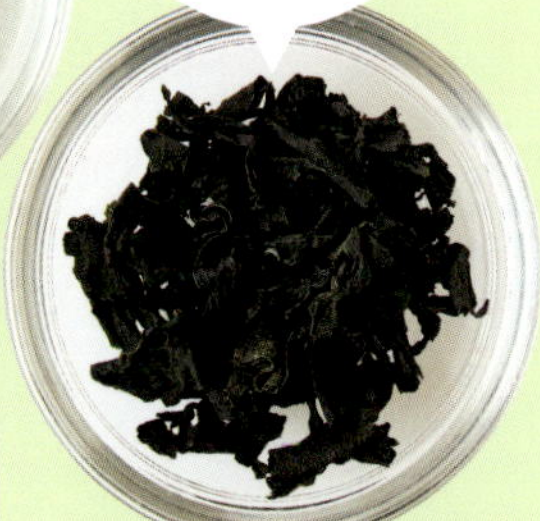

カット
わかめ

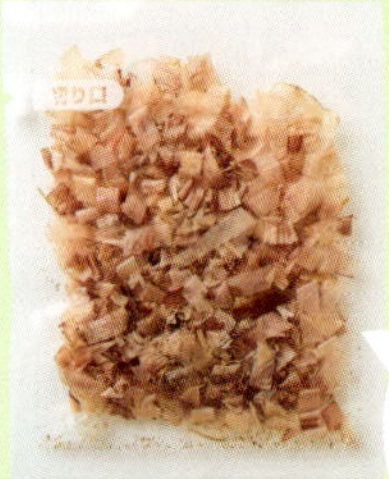

削りがつお

旨味を
プラスしつつ、
減塩にも

肉や魚が
ない時でも
たんぱく質が
とれる

シーフード
ミックス

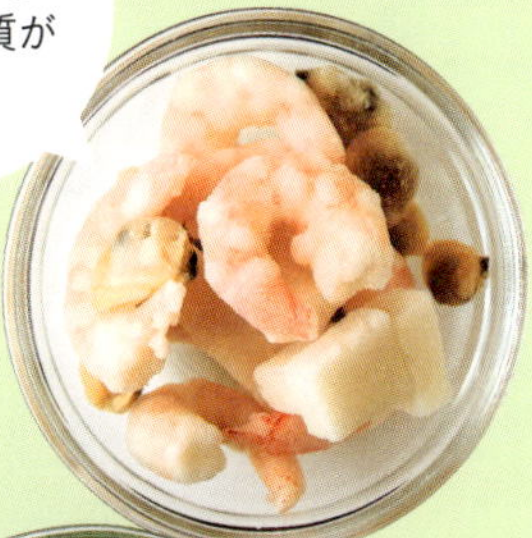

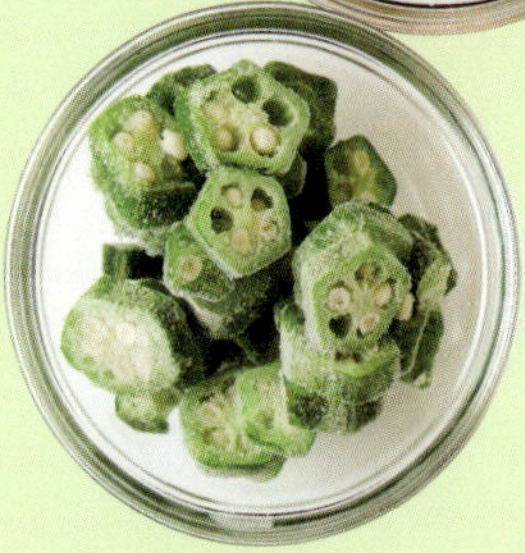

冷凍野菜（写真はオクラ）

おやつやお酒について注意したいこと

ダイエット中におやつを食べていいかは迷うところ。でも、小腹が空いた時は、あえて間食しましょう。空腹を我慢し過ぎると、一度に大量に食べることにつながりやすく、食後の血糖値が急上昇しやすくなるため、逆に肥満を招きます。

あすけんでは、１日２００kcalぐらいまでなら、心の栄養としておやつを食べてもいいということにしています。無理に我慢するよりも、量と内容に気をつけながらおやつを楽しむことで、ダイエットを長く続けられます。

おやつはビタミン、ミネラルなどの栄養素が一緒にとれるものがおすすめです。特に、ダイエットをサポートしてくれる食物繊維やたんぱく質が含まれるものや、不足しがちなカルシウム、鉄がとれるものを、パッケージを確認して選ぶとよいでしょう。

さらに意識したいのがGI値。できるだけ食後の血糖値の上昇がゆるやかな、GI値（P14参照）の低い食品を選ぶことが大切です。食物繊維が豊富で低カロリーなのに甘みの強い干し芋や甘栗、ドライフルーツ、カカオが70％以上のハイカカオチョコレートはおすすめです。また、市販のお菓子は食べ過ぎることのないよう、買いだめをせず、個包装のものを選ぶのもポイントです。

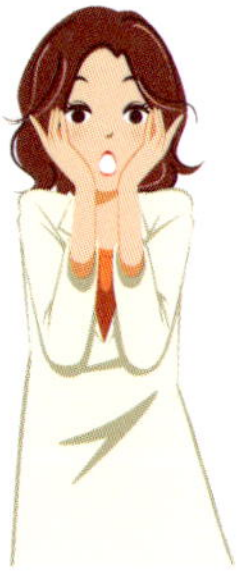

ほかに、こんにゃくゼリーや寒天ゼリー、ヨーグルト、バナナなどの果物も、食べても罪の意識を感じにくい「ギルティーフリースイーツ」です。

そして、間食として意識せずに飲んでしまっていることが多いのが、生クリームなどがのっている甘い飲み物。実はカロリーも脂質も多いので、一度見直してみるといいでしょう。

逆にお酒は、飲むと食欲が増すため、ダイエット中はおすすめしていません。付き合いなどで飲む場合は、飲む30分前に野菜ジュースやスムージーなどを飲んでおくと、セカンドミール効果（P14参照）が得られ、空腹による悪酔い対策にもなります。飲んでいる最中は、お酒と水を交互に飲むようにすると飲み過ぎを防げます。飲み会で食べ過ぎてしまったら、翌日以降の食事で調整してください。

食べる時間も意識する

空腹時に甘いものをダイレクトに食べると血糖値が急激に上がってしまうので、昼食後の14時から15時がおすすめの時間帯。脂肪の合成を促す時計遺伝子、BMAL1（P92参照）の活動が一番弱まるのが14時から15時であるため、この時間がおすすめなのです。それ以外なら午前中もよいでしょう。

お菓子はコーヒーや紅茶、ハーブティーなどの温かい飲み物と一緒に食べることで満足感を得られます。香りを感じながら、ゆっくりと時間をかけて楽しみましょう。

あすけんユーザーさん1000人に聞きました!

おやつとお酒、みんなどうしてる?

Q1 あなたの年齢を教えてください

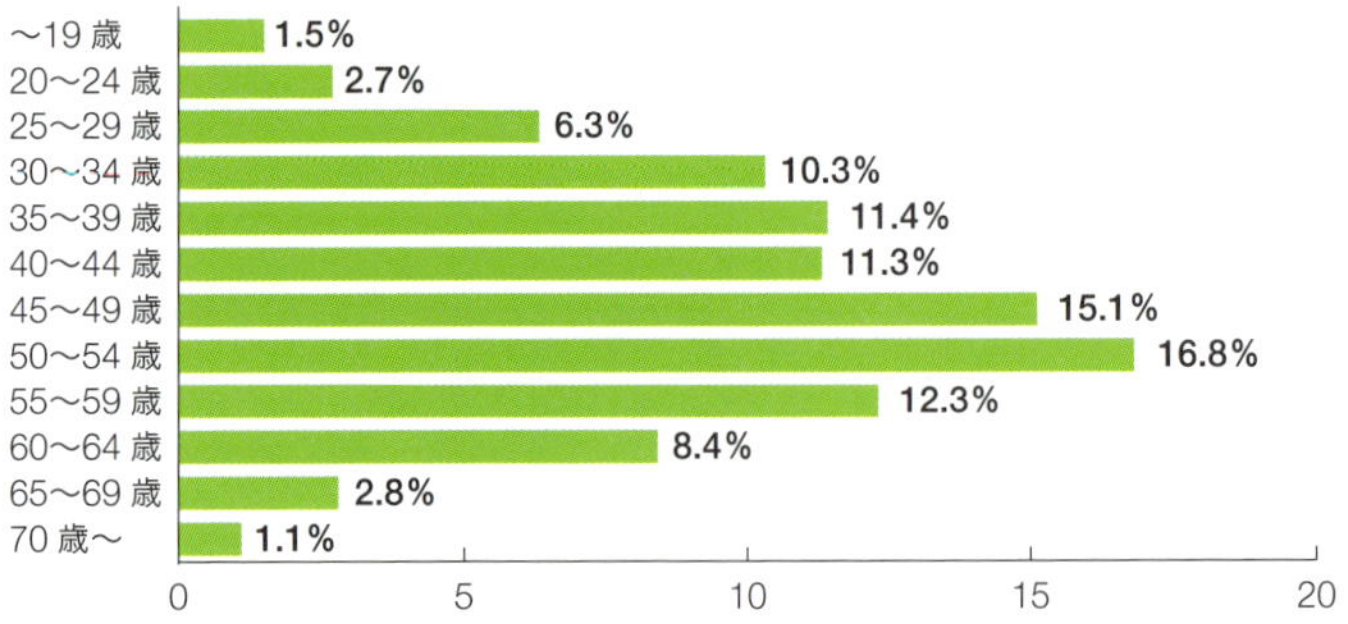

Q2 同居している人について教えてください

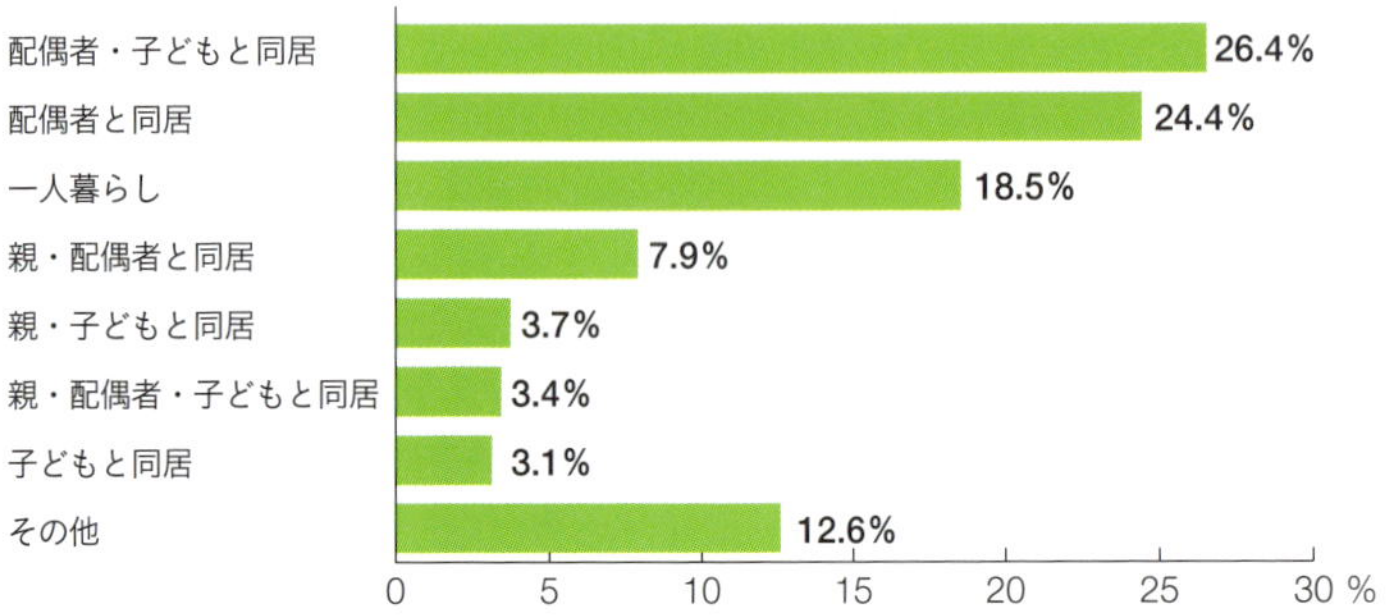

Q3 おやつを食べたり、お酒を飲んだりする場合に、工夫していることがあれば教えてください

よく見られた答え

おやつは

・200kcal以下のものを選ぶ
・季節の果物を選ぶ
・糖質オフの商品を選ぶ
・個包装を選ぶ

お酒は

・ハイボールなどの蒸留酒を選ぶ
・人と会う日しか飲まない
・1杯しか飲まない

ダラダラと飲んだり食べたりしないようにする（50代前半、男性）／食べる前にアプリに入力して、どれくらいのカロリーや栄養バランスになるか確認してから食べます（30代後半、男性）／間食は摂取時間を決めている。食べるものもバナナとプロテインに決めている。アルコールは飲まない（50代後半、男性）／季節の果物か焼き芋にしている（60代前半、女性）／普段の間食は甘みがあって栄養があるものだけ。誰かと食べる時はあまり気にせず食べる。アルコールは誰かと飲みに行く時だけにする。ビールは最初の1杯だけ。あとはハイボール。おつまみは揚げものは1つ、あとは野菜を意識しつつ比較的自由に食べる（40代後半、女性）

Q4

おすすめのおやつはありますか？

よく見られた答え

- 寒天やこんにゃくを使ったもの
- ギリシャヨーグルト
- ナッツ類
- 和菓子類
- 糖質オフの商品

キシリトールガム（50代前半、女性）／アーモンドフィッシュ、チョコレート効果など（40代後半、女性）／焼き芋（20代後半、女性）／最中（20代後半、男性）／ハマダコンフェクトの鉄プラスコラーゲンウエハース（40代前半、女性）／チーズ（30代前半、女性）／ミックスナッツ（60代前半、女性）／こんにゃくゼリー（40代前半、男性）／グミ、小麦粉以外のクッキー、和菓子など（20代前半、女性）／パルテノにはちみつときなこ（40代前半、女性）／いかの耳（歯応えがあるものが好き）（40代前半、女性）／ミックスナッツ、オートミールクッキー、バナナやりんご、みかんなどの果物（50代後半、女性）／食塩不使用のナッツ、プルーン（20代後半、女性）／シャトレーゼの糖質カットシリーズ（30代前半、女性）／ナリヅカ「マロンフレーバー」、VitalZing フレーバードロップス（40代後半、女性）／SOYJOY、オイコス（40代前半、女性）／茎わかめ（50代前半、女性）／ロイヤルカリブのかに風味かまぼこ（20代前半、女性）

Q5

おすすめのお酒はありますか？

よく見られた答え

- 飲まない
- ノンアルコール
- 糖質オフビール
- 蒸留酒（焼酎、ウイスキーなど）
- ハイボール

蒸留酒（50代前半、女性）／オールフリー（30代後半、男性）／氷結 無糖レモン、黒霧島（20代後半、女性）／スーパードライ ドライクリスタル（60代前半、女性）／糖質オフのビールやカロリー低めのチューハイ（マルエフとかスラットとか）（20代前半、女性）／ノンアルコールの檸檬堂。お酒は飲まない（50代後半、女性）／焼酎のウーロン茶割（50代後半、男性）／レモンサワー（40代後半、女性）／白ワイン（20代後半、女性）／トリスハイボール（20代前半、女性）／幻の瀧（日本酒）（20代前半、女性）／キリン晴れ風（60代前半、女性）／焼酎＋リンゴ酢＋炭酸（40代前半、女性）／金麦糖質75％オフ。日本酒は山形の地酒、白露垂珠、初孫、山形正宗など（70代、男性）／イオンのバーリアル（50代前半、女性）／麦焼酎ひむかのくろうま（プリン体・糖質０）（50代前半、男性）／金麦糖質75％オフ（50代前半、女性）／手作りの梅酒、ゆず酒（50代前半、女性）

ダイエット中の家族の食事対策

特に家族と同居している方がダイエットをする時に、気になるのは家族の食事作りです。自分だけがダイエットをする場合、食事を作り分けたりするのは手間がかかります。

あすけんでおすすめしているのは、主菜は家族と共通の料理を自分は少なめにして食べ、減らした分、副菜の常備菜やすぐに用意できるような料理を追加する、というような方法です。例えば、家族の食事の主菜が鶏のから揚げの場合、家族はから揚げを一人あたり4個でも、自分は2個にするなど、少なめにします。減らした分、常備菜や豆腐や納豆などを追加します。

また、自分は雑穀米や玄米を食べたいけれど家族は苦手というのもよく聞かれる話です。雑穀米や玄米は自分用に炊き、小分けにして冷凍しておいて、自分だけレンジで温めて食べるという方法を取り入れている方が多いようです。

家族の仕事の関係で食事の時間が不規則になる場合は、食事と食事の時間があき過ぎないように調整します。自分が食事をする時間をあらかじめ決めておいて、家族と合えばその時間帯に、合わない場合は自分は先に食べるなど、工夫しましょう。

家族の食事、あすけんユーザーさんはどうしてる？

Q1 ダイエット中、同居している家族の食事はどのようにしていますか？

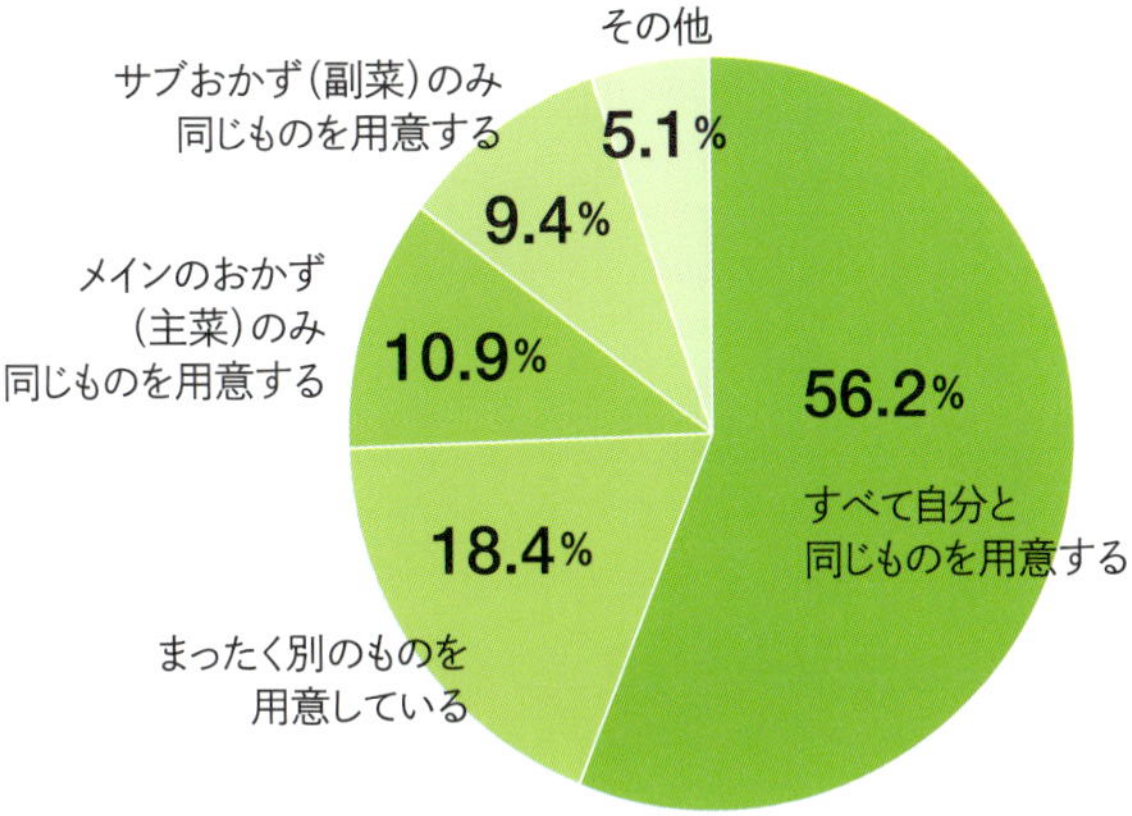

Q2 具体的にどのように家族と自分用の食事の用意をしているか、工夫があれば教えてください

揚げものは自分だけ少なめに。サラダ、大豆、豆腐など家族とは別のものを自分用にする（50代後半、女性）／自分の分はまったく別で用意している。忙しい時はレンジで蒸し鶏にしたり、コンロがあいていれば、同時に別のものを作っている。あとは、自分の分は大量に作っておく（30代後半、女性）／自分は朝ごはんは固定、昼は弁当。弁当用のおかずは限られるためほぼローテーション。夜は仕事から帰ってから作るため、簡単で時間がかからないものが多い（40代後半、女性）／カレーならばルーを入れる前に2つに分ける、というような感じで、味付け前に分ける（40代後半、女性）／肉系おかずは半量にして、その分野菜を増やす。または納豆、豆腐で補う（40代前半、女性）

Q3 ダイエット中の、家族の食事に関するお悩みや、家族の反応などありましたら、教えてください

残りものを私が食べると脂質も塩分も糖質もとり過ぎになるので困る。とはいえ家族の分を私と同じ味付けにすると食べなくなる（50代前半、女性）／物足りないと言われる。「揚げものが食べたい」「外食がしたい」と言われる（30代後半、女性）／夫は朝昼にあまりたくさん食べないようなので、晩ごはんはたくさん食べてほしいと思うのだが、ヘルシーなメニューだとカロリーも食べ応えも足りないため難しい。夫のためにおかずを別で用意しようと思うが、やや負担に感じる（30代前半、女性）／多めに作っても、夫が食い尽くし系で残らないので、食費を考えると食べ切る量しか作れない（50代前半、女性）／予定していたメニューにないものを家族が買ってくるとイラッとする（30代後半、女性）

自然にやせていく

7日間レシピのおさらい

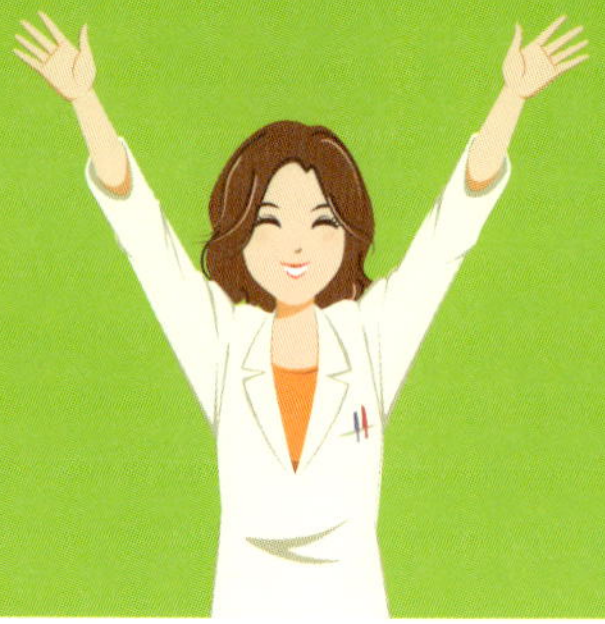

1

オートミールを常備する

水分を加えてレンジ加熱すればお米の代わりになったり、小麦粉の代わりやつなぎとしても使えるオートミールは、ダイエット中は重宝。米や小麦粉に比べてカロリーも糖質も低い。

2

ご飯は120g、食パンは8枚切り2枚

ご飯は1食あたり120g、食パンは8枚切り2枚か6枚切り、または5枚切り1枚を基本に。また、雑穀入りご飯にしたり、全粒粉食パンやライ麦食パンを選ぶと、食物繊維がとれて、なおベター。

3

豚肉や牛肉はももがおすすめ

豚肉や牛肉は部位によって脂肪分が異なり、それによりカロリーも変わる。ヒレやももなどの脂身の少ない部位がおすすめ。特にもも肉はどこのスーパーでも扱っていて、価格も安定している。

4

鶏肉は皮を除く

鶏もも肉は皮をはずせば、カロリーが約30％カットできて、ダイエット中でも食べられる。さらに、皮をはずした鶏むね肉やささ身は、高たんぱく低脂質でダイエットの強い味方。

5

朝食の汁もので代謝を上げる

味噌汁やスープなど、汁ものをとるなら朝にしよう。体温を上げ、その結果1日中代謝がよくなる効果がある。野菜をたっぷり加えれば栄養バランスもよい。ただし1日2杯以上は塩分のとり過ぎになるので注意。

6

魚の缶詰は水煮缶を選ぶ

ツナ缶や鯖缶はオイル漬けではなく、水煮を選ぶ。また、缶汁にも栄養が含まれているので、汁ものや煮もののだし代わりに汁ごと加えるとよい。

7

乳製品は脂肪分をカットしたものを

カルシウム源として積極的にとりたい乳製品は、脂肪分をカットした低脂肪牛乳、低脂肪ヨーグルトや、牛乳から脂肪分を除いて作るカッテージチーズなどを選ぶと気にせずに食べられる。

ユーザーも意外と知らない

あすけん社員おすすめの便利機能

「使いやすい」「記録しやすい」と評判のあすけんアプリ。
食事記録や日記機能のほかにも、たくさんの機能があるんです。ここでは
あすけん社員がおすすめする、便利機能をまとめて紹介します。

※画像はすべてイメージです。

1 「7日間平均」や「月平均」でダイエットの振り返りができる機能

平均的な食生活の傾向のアドバイスが表示されます。7日間単位、月単位で振り返って今後の改善ポイントをチェックできます。

ホーム画面「アドバイス」

▼

「月平均」か「7日間平均」を選択

月平均アドバイス

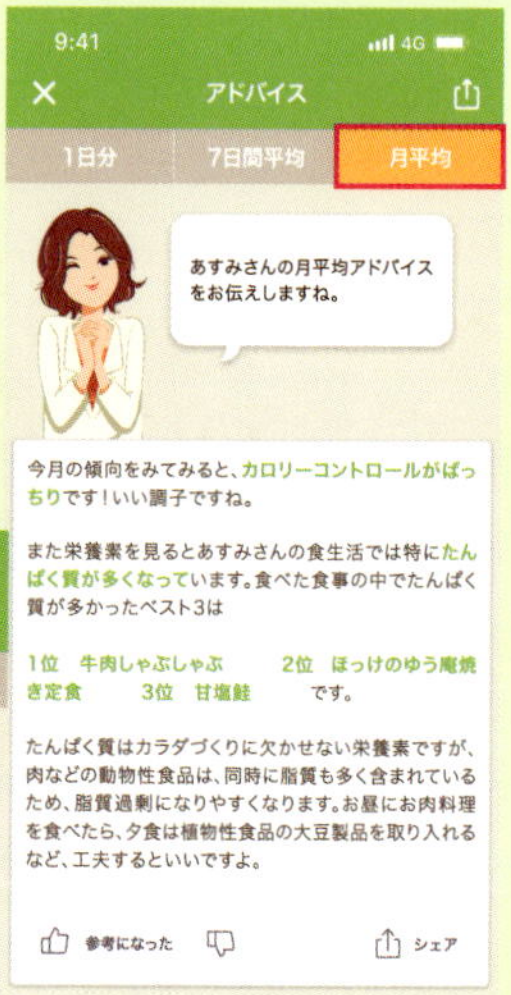

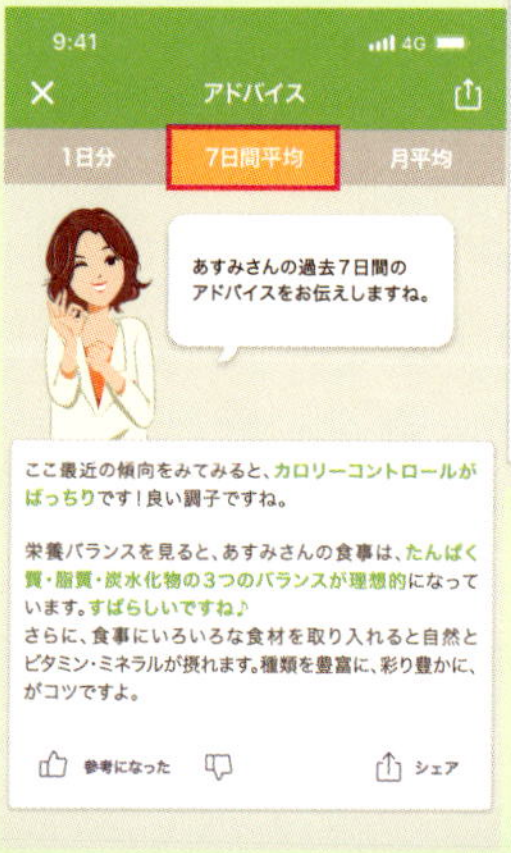

7日間アドバイス

2 体重グラフ画面で表示するグラフを選択できる機能

体重の推移だけでなく、体脂肪・健康度・摂取カロリー・消費カロリーの推移がグラフで見られます。体重と同時にグラフ表示されることで、それぞれが体重変動とどう関連しているかも参考にできます。

ホーム画面「カラダ記録」

▼

「体重グラフ」

▼

右上の水色の部分をタップ

▼

「体脂肪」「健康度」「摂取kcal」「消費kcal」を選択

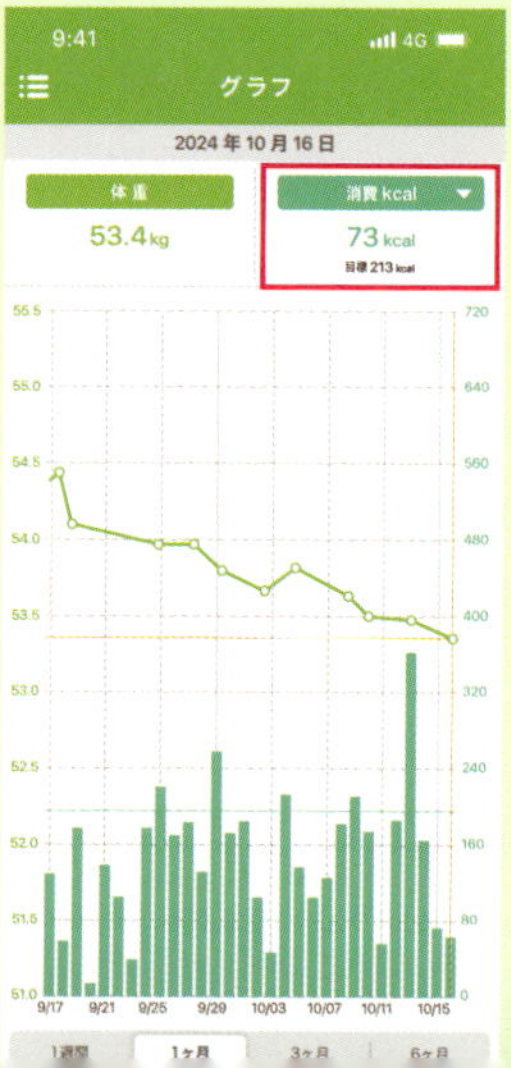

3 食事記録の入力忘れをアラートで知らせてくれる機能

食事記録のリマインダーが届きます。デフォルトは7時、12時、20時になっています。それぞれ、ON/OFFを選び、時間の部分をタップして自分の都合のよい時間に設定しましょう。

ホーム画面左上の「メニューバー」
▼
「設定」
▼
「入力忘れアラート」
▼
知らせてくれる時刻を設定

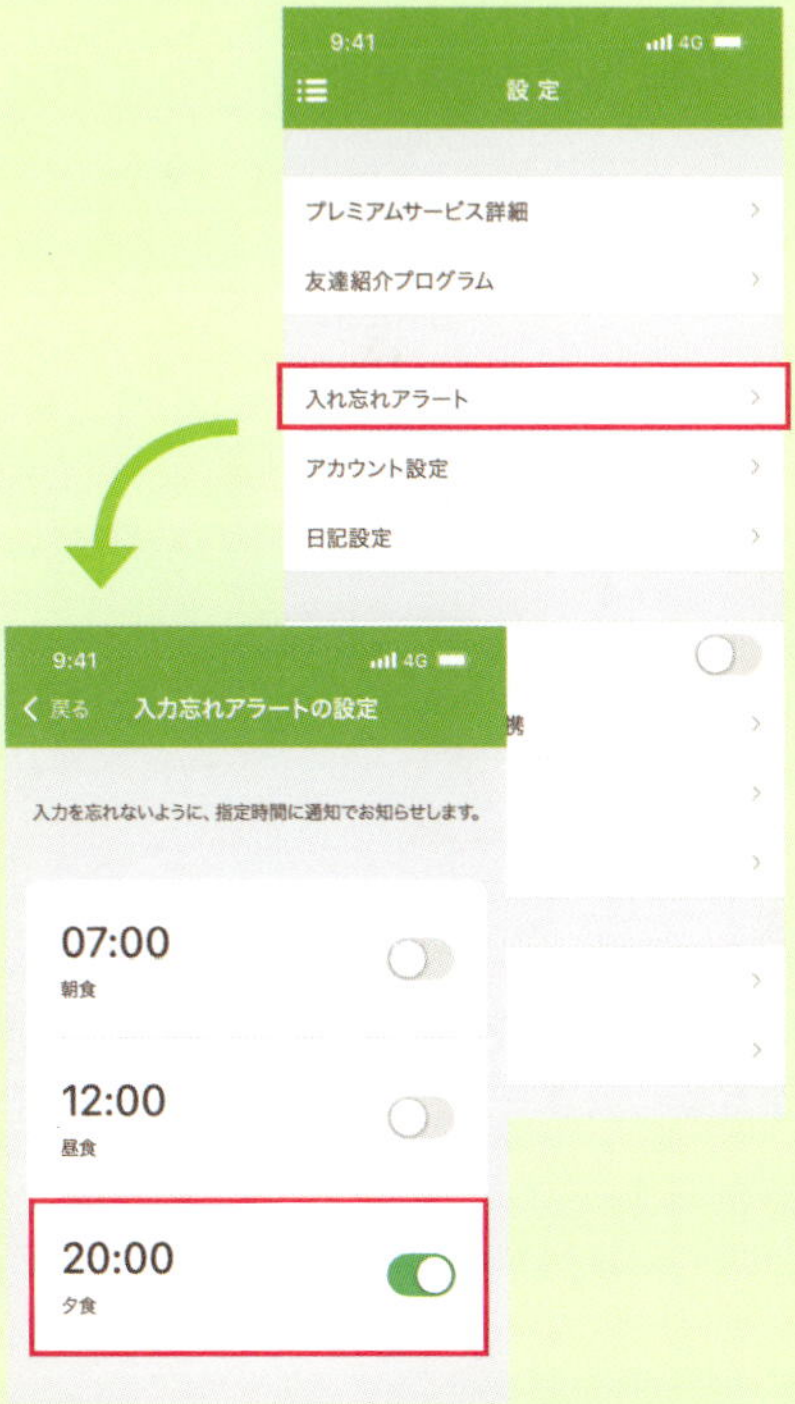

4 バーコードで市販の食品の情報が読み取れる機能

インスタント食品やコンビニの商品など、市販の食品の登録には、バーコード機能が便利。読み取るだけで、食品の情報が登録できるので、検索して入力する手間が省けます。複数のバーコードを連続して読み取ることもできます。

ホーム画面「バーコード」
▼
カメラが立ち上がったらバーコードにかざし、登録

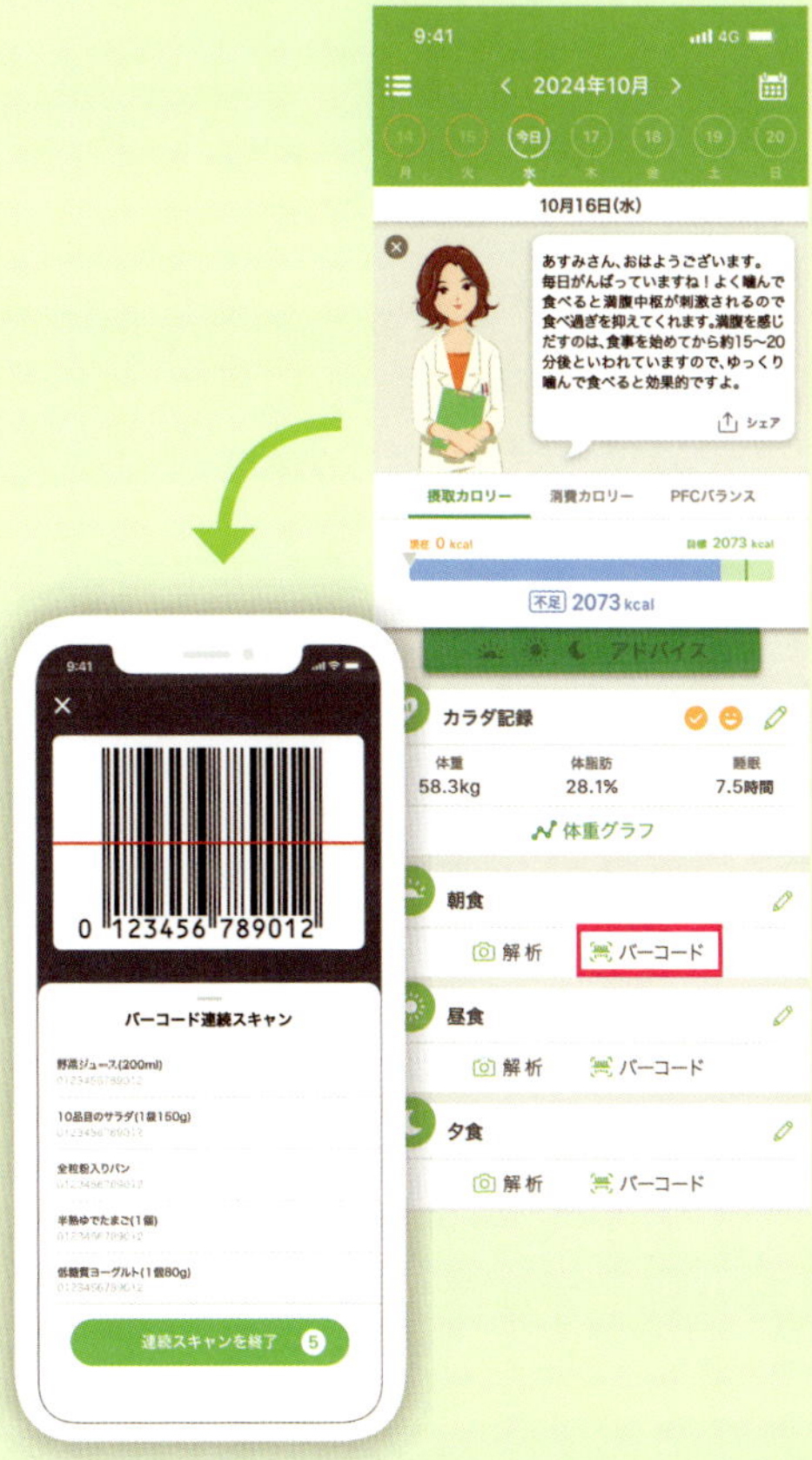

5 食事の予定を先に入力する機能

明日以降の１週間の食事メニューを「予定」として入力できる機能です。食事予定をあらかじめ入力しておくことで、事前にカロリーコントロールの計画が立てられ、目標に沿った食生活を送りやすくなります。

ホーム画面で予定を立てたい日付をタップ

▼

通常通りに食事を登録する

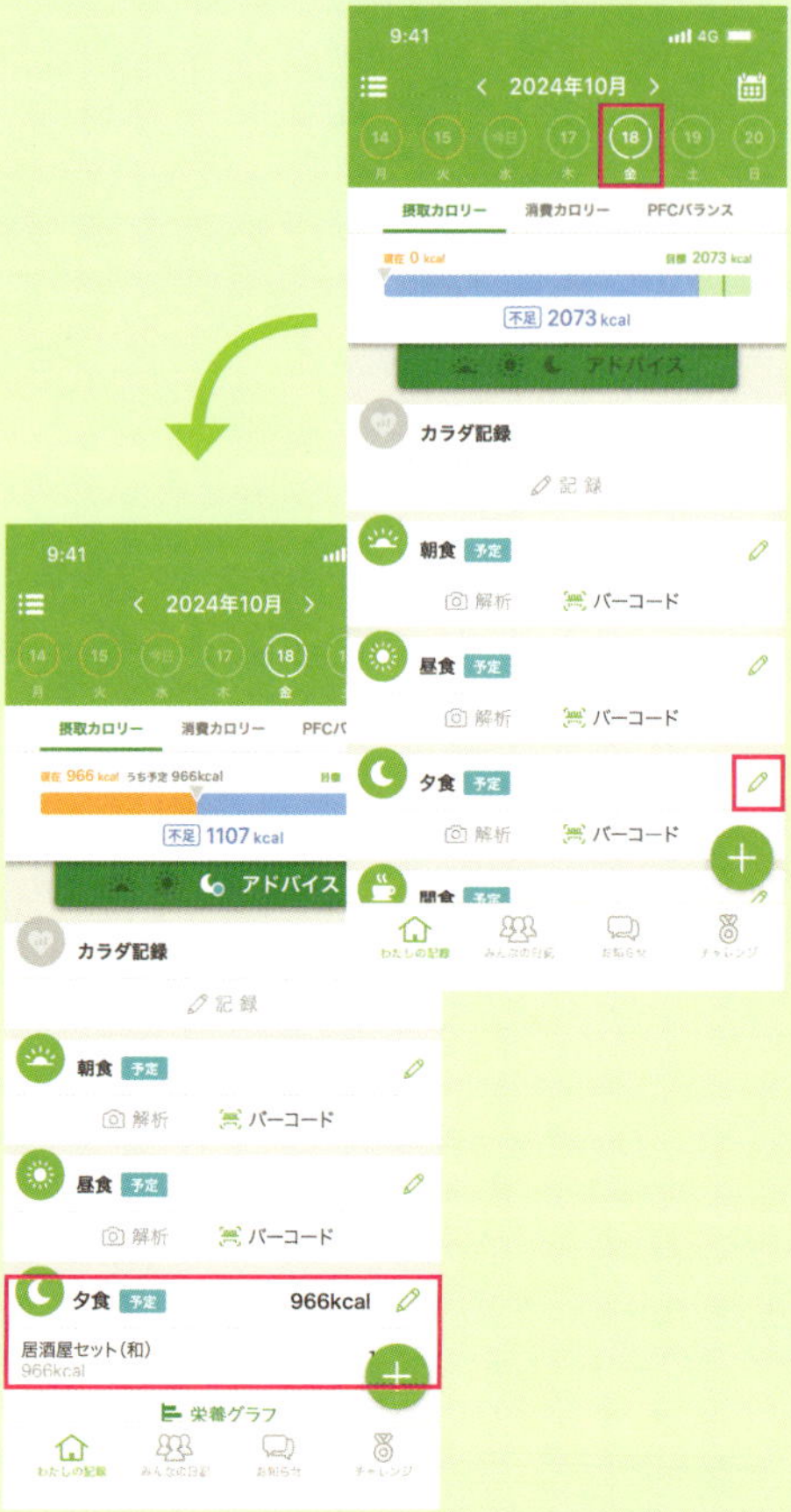

6 オリジナルのレシピを登録できるMYレシピ機能

オリジナルレシピの料理を登録できます。メニューの名前をつけておけば、食事記録時に「MY レシピ」から検索できます。また、あすけんで検索して出てきた料理メニューのレシピを変更し、名前をつけておくこともできます。（有料会員のみのサービス）

ホーム画面のペンアイコンをタップ

▼

メニュー検索画面の「MYレシピ」

▼

「MYレシピをつくる」

▼

「メニュー検索」または「食材検索」から編集

▼

「メニュー名」を入力

▼

「保存」

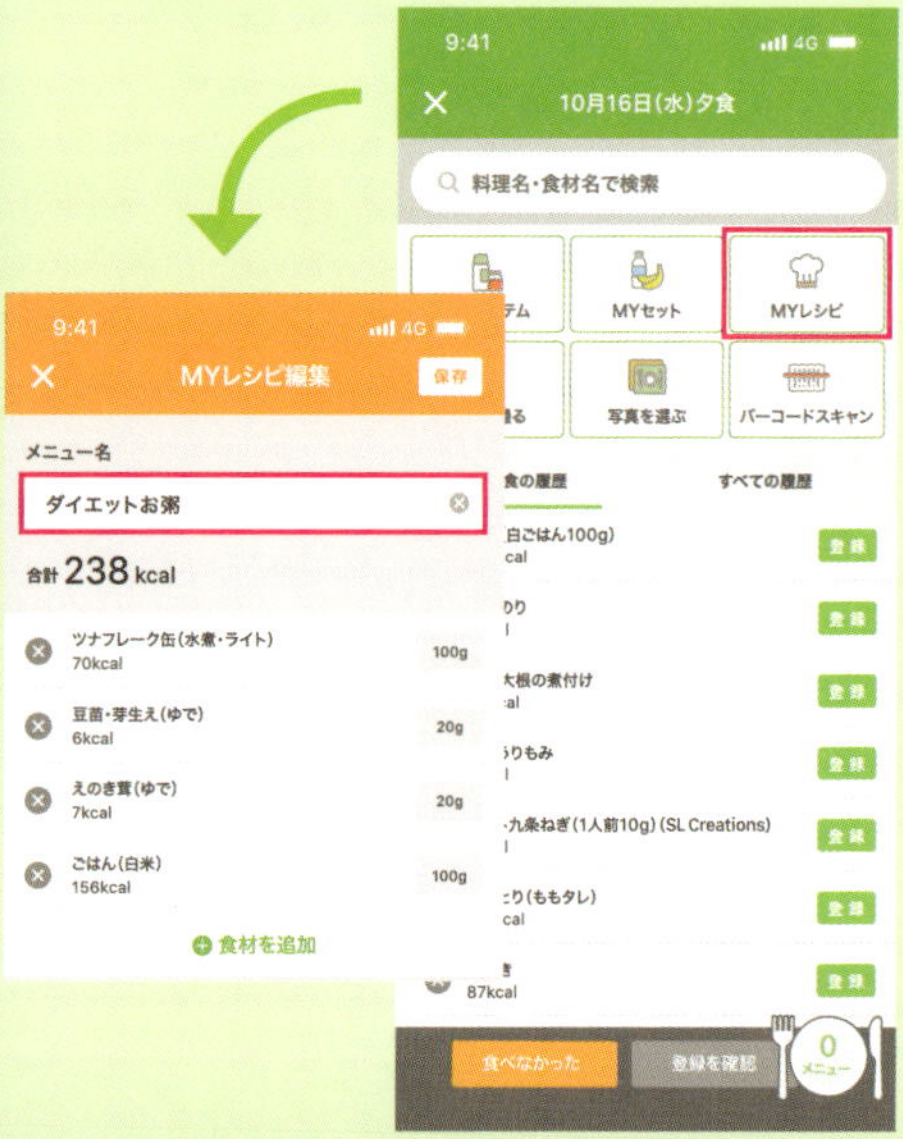

7 よく食べる組み合わせをセットで登録できるMYセット機能

よく食べる食品の組み合わせをセットで登録できます。食事記録時に「MY セット」から選択でき、メニューを 1 品ずつ入力する必要がなくなります。（有料会員のみのサービス）

ホーム画面のペンアイコンをタップ

▼

メニュー検索画面の「MYセット」

▼

「MYセットをつくる」

▼

メニューや食材を「検索」から追加

▼

「セット名」を入力

▼

「保存」

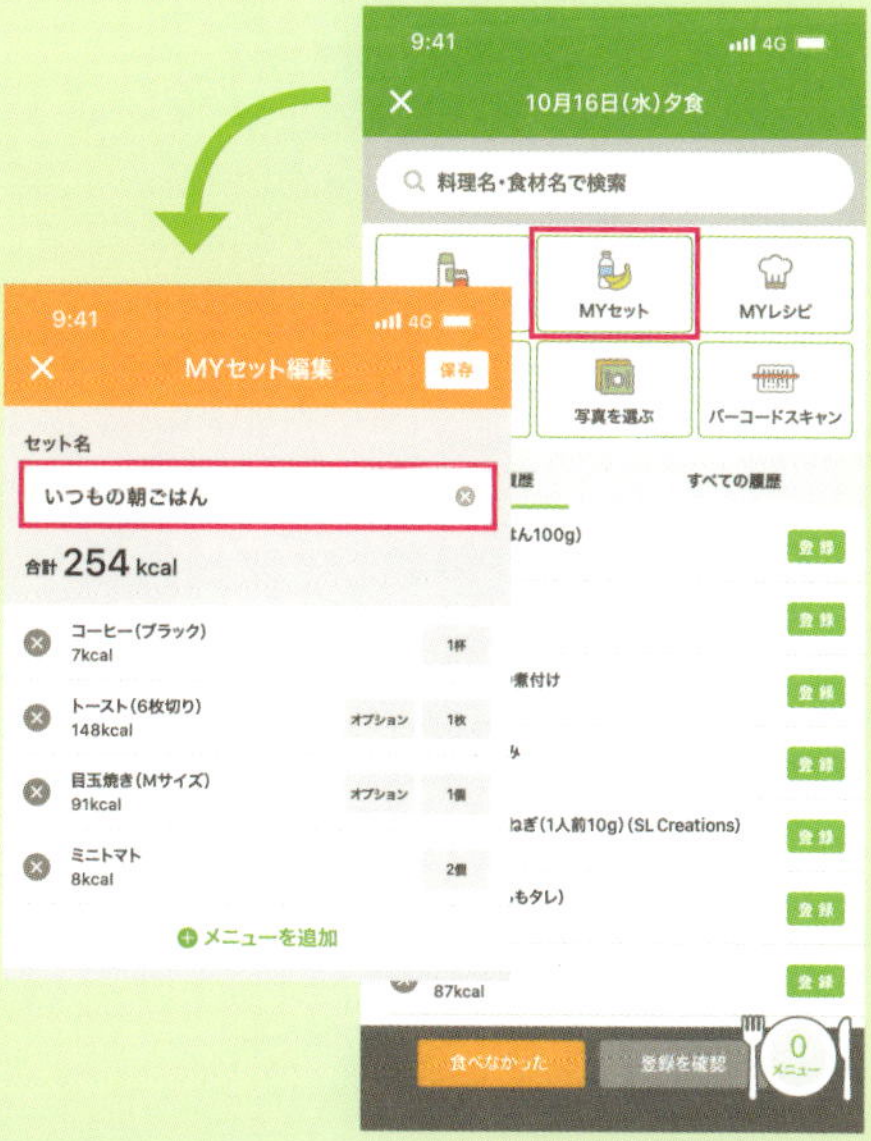

8 ほかの健康系アプリと連携させる機能

iPhone であれば「ヘルスケア」、Android であれば「ヘルスコネクト」と連携できる機能です。連携設定をしておくと、体重や歩数などの記録が自動でデータ連携され、自分で登録をすることなく、あすけんアプリに反映されます。

ホーム画面左上の「メニューバー」

▼

「設定」

▼

「他サービス・アプリ連携」

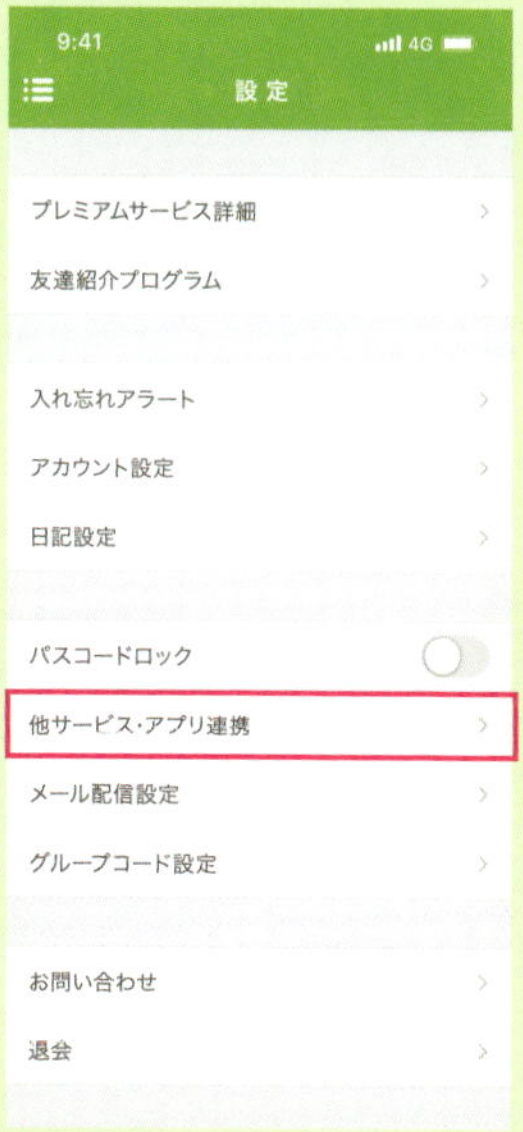

道江《みちえ》 美貴子《みきこ》

食事管理アプリ「あすけん」管理栄養士。女子栄養大学栄養学部卒業後、大手フードサービス企業に入社。100社以上の企業で健康アドバイザーを務めた後、2007年、新規事業の立ち上げメンバーとして株式会社askenに参画し、以後「あすけん」の企画・コンテンツ制作・開発に携わる。現在、株式会社asken取締役としてあすけん事業統括責任者を務める。著書に『結局、これを食べるが勝ち 国内最大級の食事管理アプリ『あすけん』公式』（ワニブックス）、『あすけん公式 50代からの食べやせ術』（扶桑社）、『なぜあの人は、夜中にラーメン食べても太らないのか？』（クロスメディア・パブリッシング）、『あすけん公式 結局、これしか作らない！短いレシピ』『あすけん公式 ほぼ100円野菜で整うスープ』（監修・ワニブックス）などがある。

食《た》べ過《す》ぎをなおして自然《しぜん》にやせる！
あすけん公式《こうしき》　7日間《なのかかん》で適量《てきりょう》が身《み》につくレシピ

2024年12月24日　初版発行

著者　道江《みちえ》 美貴子《みきこ》
発行者　山下 直久
発行　株式会社KADOKAWA
〒102-8177 東京都千代田区富士見2-13-3
電話 0570-002-301（ナビダイヤル）

印刷所　TOPPANクロレ株式会社
製本所　TOPPANクロレ株式会社

●お問い合わせ
https://www.kadokawa.co.jp/（「お問い合わせ」へお進みください）
※内容によっては、お答えできない場合があります。
※サポートは日本国内のみとさせていただきます。
※ Japanese text only

定価はカバーに表示してあります。

ISBN 978-4-04-607006-7 C0077